血液净化质控细则

主　编／彭小梅

副主编／伍秋霞　曾　春

广西科学技术出版社

·南宁·

图书在版编目（CIP）数据

血液净化质控细则 / 彭小梅主编 . —南宁：
广西科学技术出版社，2023.4（2025.2 重印）
ISBN 978-7-5551-1947-0

Ⅰ.①血… Ⅱ.①彭… Ⅲ.①血液透析—质量控制
Ⅳ.① R459.5

中国国家版本馆 CIP 数据核字（2023）第 076363 号

血液净化质控细则

彭小梅　主编

责任编辑：李　媛　　　　　　　　　装帧设计：韦娇林
助理编辑：梁佳艳　　　　　　　　　责任印制：陆　弟
责任校对：苏深灿

出 版 人：岑　刚
出版发行：广西科学技术出版社
社　　址：广西南宁市东葛路 66 号　　　　邮政编码：530023
网　　址：http://www.gxkjs.com

印　　刷：广西民族印刷包装集团有限公司
开　　本：889 mm×1194 mm　1/16
字　　数：200 千字　　　　　　　　　印　　张：9.25
版　　次：2023 年 4 月第 1 版
印　　次：2025 年 2 月第 3 次印刷
书　　号：ISBN 978-7-5551-1947-0
定　　价：49.00 元

《血液净化质控细则》编委会

编写人员（按姓氏笔画排序）

王 洁	主任医师	右江民族医学院附属医院	肾内科
王浩宇	副主任医师	广西壮族自治区人民医院	肾内科
韦杏雪	主治医师	广西壮族自治区人民医院	肾内科
韦俏宇	主治医师	广西壮族自治区人民医院	肾内科
尹友生	主任医师	桂林医学院第一附属医院	肾内科
叶 琨	主任医师	广西壮族自治区人民医院	肾内科
史 伟	主任医师	广西中医药大学第一附属医院	肾内科
伍秋霞	主任医师	广西壮族自治区人民医院	肾内科
刘芸芳	副主任医师	广西壮族自治区人民医院	肾内科
刘园园	主治医师	广西壮族自治区人民医院	肾内科
刘景景	资料员	广西壮族自治区人民医院	肾内科
杜炳坚	工程师	广西壮族自治区人民医院	血透室
李海兰	主管护师	广西壮族自治区人民医院	肾内科
李家燕	副主任护师	广西壮族自治区人民医院	肾内科
杨 慧	主管护师	广西壮族自治区人民医院	肾内科
吴新莲	副主任护师	广西壮族自治区人民医院	肾内科
吴潮清	主任医师	广西壮族自治区人民医院	肾内科
张燕飞	主治医师	广西壮族自治区人民医院	肾内科
陆世颖	主任护师	广西壮族自治区人民医院	肾内科
陈少玉	主管护师	广西壮族自治区人民医院	肾内科
陈启曦	主管护师	广西壮族自治区人民医院	肾内科
贺红光	主任医师	广西壮族自治区人民医院	肾内科
聂 雨	副主任医师	苍梧县人民医院	肾内科
唐 盛	主任医师	广西壮族自治区人民医院	肾内科
唐业莹	副主任护师	广西壮族自治区人民医院	肾内科
黄云峰	副主任医师	广西壮族自治区人民医院	肾内科
黄智文	主管护师	广西壮族自治区人民医院	肾内科
黄瑞芳	主管护师	广西壮族自治区人民医院	肾内科
彭小梅	主任医师	广西壮族自治区人民医院	肾内科
曾 春	主任医师	广西壮族自治区人民医院	肾内科
曾莹晖	主治医师	广西壮族自治区人民医院	肾内科
蒙兰芬	主任医师	柳州市中医医院	肾内科
廖羿霖	副主任医师	河池市第三人民医院	肾内科
熊礼佳	副主任医师	广西壮族自治区人民医院	肾内科
黎 伟	主任医师	广西医科大学第二附属医院	肾内科
潘习彰	主任医师	广西壮族自治区桂东人民医院	肾内科

校对人员

梁美声	住院医师	广西壮族自治区人民医院	肾内科
姜婷婷	住院医师	广西壮族自治区人民医院	肾内科

前　言

2012 年，由我国王海燕教授牵头的"中国慢性肾脏病流行病学调查"的结果在国际著名医学期刊《柳叶刀》（The Lancet）刊出，结果显示我国成年人群中慢性肾脏病的患病率为 10.8%。2017 年，中国肾脏疾病数据网络（CK-NET）发布了首个年度数据报告，指出我国住院患者中接受血液透析和腹膜透析的患者分别为 55.3 万人和 5.5 万人，进入透析治疗的人数呈逐年上升的趋势。

自 2012 年我国将终末期肾脏病列入医疗保险报销范围以来，该类患者的治疗率大大提高，接受透析治疗的患者数量呈直线上升的趋势。此外，全国各地医疗机构开始新建或扩建透析中心，以满足终末期肾脏病患者日益增长的透析需求。随着一批又一批医务人员的加入，透析专业队伍不断壮大。近 20 年来，国内外出版了多部透析相关专业著作，其中我国王质刚教授主编的《血液净化学》、梅长林教授等主编的《实用透析手册》及刘学军教授主编的《血液透析实用技术手册》等广受欢迎。这些著作立足于国内外肾脏病学领域最新的基础研究和临床研究成果及相关指南，为我国透析专业工作人员提供了最准确的技术理论基础，保证日常透析工作得以顺利开展。然而，透析质量控制和管理一直是我国透析领域的薄弱环节。

广西是慢性肾脏病的高发地区。根据 2017 年 CK-NET 发布的年度数据，广西的住院患者中慢性肾脏病患者占 7.2%，高于全国平均水平（4.8%）。可见，为改善终末期肾脏病患者的透析质量，延长透析患者的生存期，广西透析专业工作任重道远。为此，我们根据最新的临床实践指南和循证证据，结合广西实际情况，编写了这部《血液净化质控细则》。

《血液净化质控细则》包括血液净化中心质控要点、血液净化患者诊疗质控细则、血液净化患者护理质控细则、腹膜透析质控管理和中医系统透析质控特点等内容，从临床实用性出发，面向具备专业透析诊疗技术的医务人员，包括医生、护士和技师，旨在加强透析过程中的质控管理。

当今社会科学技术高速发展，医学知识更是日新月异。虽然本书在编写过程中参照的是国内外最新的文献、指南、共识，但是由于编者水平有限，疏漏和不妥之处在所难免，望读者批评指正。

彭小梅

2023 年 3 月

目　录

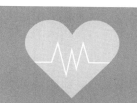

第一章
血液净化中心质控要点

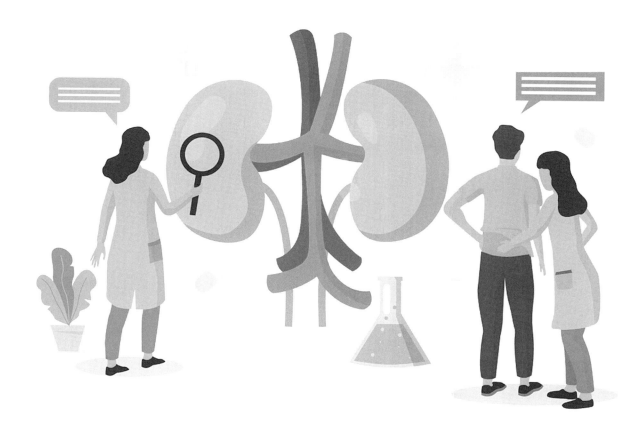

第一节 血液净化中心质控组织架构

一、医疗质控负责人要求

为了保障血液净化患者的安全，必须由医疗质控负责人全面负责并做好血液净化中心的医疗质控和管理工作。血液净化中心医疗质控负责人由具备中级（二级医院）或副高级（三级医院）及以上专业技术职称，同时具备血透资质的内科执业医师担任。

血液净化中心医疗监控的内容：规范书写医疗文书；建立、完善与管理数据库，做到实时记录，有质量与安全管理指标；健全质量与安全管理组织，完善各项规章制度，培训、落实到位，医院职能部门有相应监督管理。

（一）规范书写医疗文书

（1）患者信息登记工作。

①血液净化患者登记本。内容涵盖姓名、性别、年龄、身份证号、联系方式、住址、本透析室首次透析日期、传染病情况等。

②接诊制度、登记制度。对所有初次透析的患者进行乙型肝炎（简称"乙肝"）病毒、丙型肝炎（简称"丙肝"）病毒、梅毒、人类免疫缺陷病毒感染相关检查；对刚进入维持性透析的患者，每3个月复查1次，维持透析半年后至少每半年复查1次。

③传染病登记本。记录每位患者每次传染病检查的具体结果，如检测结果由阴性转变成阳性或由阳性转变成阴性，应报告相关主管部门和临床科室。

（2）建立并落实透析病案管理制度，明确病案保存条件和时限要求。

①病历中具备各种治疗知情同意书，并有患者或患者授权的家属及医师的签名。

②建立血透病历，包括首次病历、透析记录、化验记录、用药记录等。

③凡透析患者病情变化应有病历记录，住院患者随住院病历的病程记录保存、归档。

④特殊的诊疗过程，包括输血、抢救、使用抗生素、危及生命的严重并发症等，应在透析记录单"特殊病情记录"中进行详细记录或特殊病程记录。

⑤定期评估或小结门诊患者的病情，包括尿毒症及透析并发症等。

（3）建立患者每次血液净化治疗记录单。

（4）建立住院患者每次透析病程记录及护理记录。

（5）所有病历资料应归档保存，对所有透析患者实行序列编号，便于查阅。

（二）建立、完善与管理数据库

建立、完善与管理数据库，做到实时记录，具备质量与安全管理指标。

（1）血液净化中心要有运行数据收集流程。

（2）定期统计质量管理方面的基础数据，并确保与全国血液净化病例信息登记系统（CNRDS系统）的数据一致。

①血液透析机台数，资质医生、资质护士、资质工程师人数。

②年度血透总例数。

③年度各血液净化方式治疗例次，包括血液透析（hemodialysis，HD）、血液滤过（hemofiltration，HF）、血液透析滤过（hemodiafiltration，HDF）、血液灌流（hemoperfusion，HP）、血浆置换（plasma exchange，PE）、连续性肾脏替代治疗（continuous renal replacement therapy，CRRT）例次。

④年度维持血透患者年末存活人数。

⑤年度监控血透中严重（可能严重危及患者生命）并发症或不良事件发生例次。

⑥年度血透患者乙肝病毒表面抗原或 E 抗原转阳病例数，年度血透患者丙肝病毒抗体转阳病例数。

⑦年度维持性血透患者死亡例数、血透转腹透例数、血透转肾移植例数。

⑧动静脉内瘘、中心静脉血透导管、动静脉直接穿刺、其他血管通路等各类别血管通路使用例次。

⑨年度血压控制［透析间期血压（90～150）/（60～90）mmHg］例数。

⑩年度贫血控制（透析间期血红蛋白 110～120 g/L）例数。

⑪年度血白蛋白达标（血白蛋白＞35 g/L）例数。

⑫年度甲状旁腺激素控制［透析间期全段甲状旁腺激素（intact parathyroid hormone，iPTH）为 100～300 pg/mL 或正常值上限 2～9 倍］例数。

⑬年度血钙控制（2.10～2.50 mmol/L）例数。

⑭年度血磷控制（1.13～1.78 mmol/L）例数。

（3）维持性血透患者数据每月定期上报国家卫生健康委员会直报系统，每年汇总数据并按要求上报广西血液净化治疗质量控制中心。

（三）健全质量与安全管理组织，完善各项规章制度

健全质量与安全管理组织，完善各项规章制度，培训、落实到位，医院职能部门有相应监督管理。

（1）血液净化中心成立由医疗专业负责人、护理专业负责人等相关人员组成的医疗质量与安

全管理小组，负责医疗质量和安全管理，有工作计划与工作记录。

（2）具备保证血透质量与安全的相关文件（各项规章制度、岗位职责和相关技术规范、操作规程）。

（3）血液净化中心工作人员均经过培训，并能掌握血液净化质量与安全的相关文件内容。

（4）医疗质量与安全管理小组对血液净化中心质量与安全指标进行资料收集和分析；对科室质量与安全进行定期检查，并召开会议，提出改进措施；能够运用质量管理方法与工具进行持续质量改进。确保质量管理资料完整，持续改进有成效。

（5）定期对血液净化中心数据库的质量管理指标进行分析评价，对存在的问题提出改进措施。

（6）医务科、护理部、医院感染管理科（办公室）等职能部门进行监管，对血液净化中心存在的问题与缺陷及改进情况进行评价。

二、护理质控负责人要求

护理质控负责人由具备护理中级及以上专业技术职称，经三级医院血液净化护理专业培训合格，并从事血液净化护理与管理工作至少 3 年的护士担任，全面负责血液净化中心护理质量管理工作。

（一）主持与开展血液净化中心护理质量管理工作

（1）指导责任护士工作。

（2）主持科室业务学习和技能培训。

（3）指导下级护士掌握专科疾病护理常规、专科技能操作规程，落实护理工作核心制度，传播新知识和新技术。

（4）主持科室护理教学。

（5）管理病区工作。

（6）参与或主持护理科研。

（二）设立护理质量与安全管理指标

设立血液净化中心护理敏感指标，专人负责并每月汇总上报，发现问题及时反馈，分析原因并提出改进措施。

（1）透析中低血压发生率＝每月透析中低血压发生例次 ÷ 每月透析患者总例次 ×100%。

（2）长期血透导管感染发生率＝每月长期血透导管感染例数 ÷ 每月透析导管患者总例数 ×100%。

（3）针刺伤发生率＝每月透析中心工作人员针刺伤发生例次 ÷ 每月透析中心工作人员总数 × 100%。

（4）长期血透导管滑脱发生率＝每月长期血透导管脱出发生例次 ÷ 每月透析患者总例次 ×100%。

（5）手卫生执行率＝手卫生抽查执行人数 ÷ 手卫生项目抽查总人数 ×100%。

（6）穿刺针滑脱发生率＝每月穿刺针脱出发生例次 ÷ 每月透析患者总例次 ×100%。

（7）门诊透析患者急诊透析率＝每月门诊透析患者急诊透析例次 ÷ 每月透析患者总例次 ×100%。

（8）机护比＝机器台数 ÷ 护士人数。

（9）平均长期血透导管留置时长率＝长期血透患者导管留置总时间 ÷ 长期血透导管留置人数 × 100%。

（三）组建护理质控小组及制订工作流程

1. 护理质控小组架构

护理质控小组架构如图 1-1-1 所示。

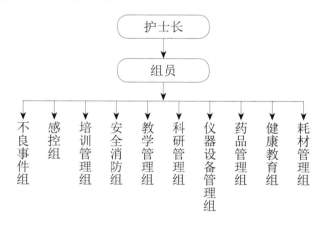

图 1-1-1 护理质控小组架构示意图

2. 护理质控小组工作流程及职责

组长和副组长发现问题（每月自查两次，发现问题及时汇总）→各组每月汇总问题上报管理员→管理员归纳总结发现的问题并及时反馈（反馈方式：质控小组会议、晨会、例会及业务学习交流）→质控小组针对具体问题进行根因分析并持续改进，定期追踪并记录改进后的效果及时做出评价。

（1）组长职责。

①在护理部、科主任及科护士长的领导下开展工作，督促护士坚守岗位按规定执行各项规章制度、流程、护理常规及操作规范。

②听取小组汇报工作及指导工作。

③通过晨会及业务学习传达质控会议内容，确保人人知晓并及时提出效果评价。

④组长在 7 天内对二级质控和三级质控做出反馈，针对存在的问题提出整改建议，并分析原因，制订计划，检查措施实施情况和处理内容，及时做出效果评价。

（2）副组长职责。

①协助组织完成以上工作，做好协调、督促、检查、记录、统计工作。

②组长不在时，代理组长履行其职责。

③制订血液净化中心护理质控计划，一级护理质控检查每月反馈，开展季度小结、半年总结及年终总结。

④定期培训组员及科室护理人员进行质控评价学习和培训并考核。

（3）管理员职责。

①收集并总结每月的质控检查内容。

②归纳总结质控问题，提出质控小组改进措施并做出效果评价。

③传达质控小组会议内容确保人人知晓。

（4）组员职责。

①每月各项质量检查不少于 2 次，各项检查结果每月反馈、追踪，进行成效评价，提出改进措施并记录。

②参与科室质控小组会议。

③针对分管项目出现的问题进行根因分析，通过质控小组选出最佳解决方案。

三、质控小组架构及职责

血液净化中心质控小组由组长、副组长、秘书、组员等组成，其中组长由科室主任担任，副组长由科室副主任及血液净化中心护士长担任，医疗秘书由透析中心临时负责人担任，护理秘书由透析中心护士长担任，组员由透析中心具备主治医师及以上职称、护师及以上职称的人员担任。下设不良事件监测组、输血反应监测组、医院感染管理组、血管通路及药物管理组、透析设备机器耗材管理组、传染性疾病监测组、质量控制指标数据库管理组等 7 个重点环节和影响医疗安全的高危因素管理组。

各小组负责每月的监测、汇总、记录工作，发现问题后提出改进措施，并在科室内通报。次月上旬汇总上报，由医疗秘书汇总各小组存在的问题并填写本中心的月报表，提醒科室质控小组在会议上通报，讨论问题所在，改进工作流程，并在科室晨会上进行全科通报、学习。质控小组架构及具体职责如图 1-1-2 所示。

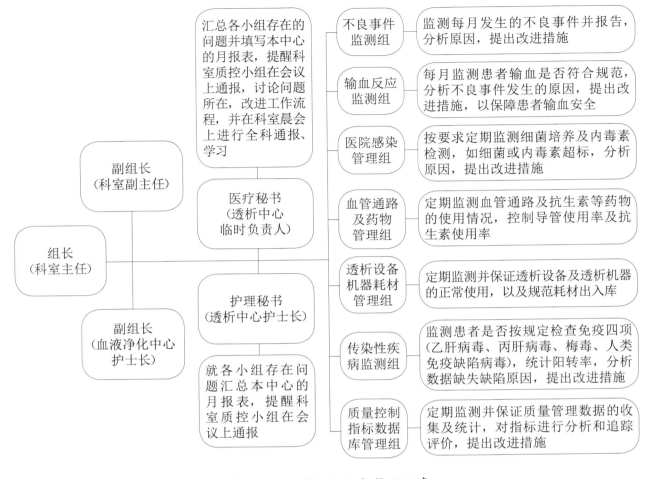

图 1-1-2   质控小组架构及职责

（刘芸芳、唐业莹）

第二节   血液净化中心感染监控

一、透析液及透析用水监控

（一）透析用水的生物污染物监测

（1）监测频率。细菌培养检测至少每月 1 次，内毒素检测至少每 3 个月 1 次。

（2）合格标准。检测的方法和结果必须符合并达到国家医药行业标准《血液透析及相关治疗用水》（YY 0572—2015）的要求。

（3）监测方法。建议采样点至少应包括供水管路的出口端和末端。样本采样口应保持开启并放水至少 60 s 后再消毒，可使用 75% 酒精擦拭出口端外表面 2 ～ 3 次，待酒精完全挥发后方可采样。采样过程遵循无菌原则，建议两人协同操作，必要时应有感控人员一同监督参与，避免人为操作不当导致的假阳性结果。

（4）透析用水生物污染物超标的常见问题及处理方法。

①供水管路中不宜带有储水桶，建议使用直供式水处理设备。

②未进行有效的预防性消毒，当透析用水细菌数＞ 50 CFU/mL，或内毒素浓度＞ 0.125 EU/mL 时，应进行水处理系统完整消毒。

③反渗透膜密封件泄漏，检查更换密封件。

④反渗透膜破损，更换反渗透膜。

⑤供水管路内部生物膜生长，无法清除，更换供水主管路或软水管。

（二）透析用水的化学污染物监测

（1）监测频率。至少每年测定 1 次。

（2）合格标准。检测结果必须符合国家医药行业标准《血液透析及相关治疗用水》（YY 0572—2015）的要求。

（3）监测方法。采样点取供水回路的末端，采样口应开启并放水至少 60 s 后再用检测机构要求的干净容器采样，并尽快送检测定。

（三）透析用水处理设备的消毒效果监测

根据透析用水处理设备的使用说明书和消毒方式确定消毒周期。当透析用水细菌数大于 50 CFU/mL，或内毒素浓度＞ 0.125 EU/mL 时，应对透析用水处理设备进行主动性干预处理。消毒是主要的处置手段之一，可根据设备和供水管路材质的不同分为热消毒和化学消毒，按照产品使用说明书选择。

1. 热消毒

（1）反渗透膜热水消毒：80 ℃≤水温≤ 85 ℃，该有效温度的维持时间应大于 20 min，但透析治疗前必须降至常温。

（2）热水供水管路消毒：回水端水温≥ 85 ℃，该有效温度的维持时间应大于 20 min，但透析治疗前必须降至常温。

2. 化学消毒

（1）根据不同消毒剂的使用方法，应监测最小有效浓度、接触时间，每次消毒后必须测定消毒剂的残留浓度。

（2）化学消毒完成后，必须对透析用水处理设备主机和供水管路进行完整的冲洗，特别要注意将供水主管路与透析机之间的连接软管冲洗干净。

（3）准备透析治疗前，确保管路各处透析用水消毒剂残留在安全范围内，尤其是供水管路与透析机进水管连接三通处；建议检测透析机排水端废水，确认无消毒剂残留。

（四）透析液监测

（1）每年每台透析机应至少进行 1 次透析液细菌培养和内毒素检测，采用与透析用水同样的检测办法。

（2）合格标准：检测结果必须符合国家医药行业标准《血液透析及相关治疗用浓缩物》（YY 0598—2015）的要求。

（3）每月进行一次细菌培养监测，要求细菌数 ≤ 100 CFU/mL；细菌数 > 50 CFU/mL 时应进行干预。

（4）至少每 3 个月进行 1 次透析液内毒素检测，要求内毒素浓度 ≤ 0.5 EU/mL，大于 0.25 EU/mL 时应进行干预。

（五）置换液监测

血液滤过的置换液必须无菌、无病毒和无致热原，要求置换液内毒素浓度 < 0.03 EU/mL、细菌数 < 1×10^{-6} CFU/mL。

（1）联机法为目前主要方式，透析用水与浓缩液按比例稀释制备成置换液，经过滤后输入体内。置换液的细菌数要求高，在实际操作中无法采集如此巨大剂量的标本，因此原则上对联机法生产的置换液不做细菌培养的要求，前提是根据细菌过滤器厂家的要求按时更换过滤器，一般为每 100 次治疗或每 3 个月进行更换。置换液内毒素同样遵循每台机每年至少检测 1 次的要求。

（2）商品化的成品置换液则要求生产厂家提供产品质量合格的检测报告，满足对细菌数和内毒素的标准要求；建议不定时对成品置换液采样做内毒素定量检测。

（六）集中供浓缩透析液监测

（1）集中供浓缩透析液系统（central concentrate delivery system，CCDS）配制的浓缩液微生物水平必须符合国家医药行业标准《血液透析及相关治疗用浓缩物》（YY 0598—2015）的要求。

（2）CCDS 配制的 B 浓缩液应采用与透析用水同样的检测频率，每月至少进行 1 次细菌培养，每 3 个月进行 1 次内毒素检测，采用与透析用水同样的采样和检测办法。

（3）CCDS 配制的浓缩液电导度和浓度须符合透析机对透析液配方的要求。

（4）监测微生物水平的变化趋势以决定消毒的方式和策略，同时必须确保消毒的有效性和安全性。

（5）定期对透析液生化、碳酸氢根等指标进行监测，确保与透析处方要求一致。

（6）浓缩液微生物水平若超过允许的最大范围，原则上应暂停该CCDS的使用，须进行完整的系统消毒并重新采样送检，待检测结果合格后再投入使用，同时调整消毒的方式和策略。

（七）集中供透析液监测

建议采用与CCDS同样的监测办法。

（八）透析液细菌或内毒素检测结果超标的处理

（1）若某台透析机的透析液出现结果超标，首先应立即停用该设备，并告知科室主任、护士长和其他感控成员。

（2）科室感控小组进行协商沟通，查找超标原因及污染源，与其他设备的检测结果进行对比，分析结果超标属于单一性还是多发性事件。

（3）校验透析机的消毒程序和使用的消毒液是否存在异常，回溯采样流程和透析机的实际使用状况，判断是否存在其他因素导致的假阳性结果。

（4）追踪采样培养检测到确认结果超标的过程，核实在该设备疑似暴露期进行过透析治疗的患者有无发热、畏寒等感染症状。

（5）设备进行规范消毒后，重新采样送检；在等待结果期间，超标透析机每天进行1次化学消毒，直至复检结果正常后方可重新启用设备。

（6）完善相关检测和处理的记录单，阐述整个缺陷分析及整改的过程，同时向感控科反馈，检测结果应留存至少3年。

（7）执行感控工作中的持续改进机制，不断完善处理原则和流程，确保透析治疗工作的安全和稳定。

二、手卫生监控

手卫生是指医务人员在从事职业活动过程中的洗手、卫生手消毒和外科手消毒的总称。医务人员的手卫生是预防医院感染的关键环节，规范的手卫生可有效预防医院感染的发生，不规范的手卫生则容易导致医院感染的发生。

血液净化中心作为医院的一个特殊区域，医疗过程中有创操作多，医务人员的手需要与患者频繁且密切地接触，任何一个环节的手卫生执行不到位，都有可能带来严重的后果。因此，手卫生的有效执行极为重要，而手卫生监控是透析室感染控制管理中重要的组成部分。

手卫生监控的对象包括所有在血液净化中心工作的人员，除了医生、护士等医疗人员，还有护工、清洁工。手卫生监控的目的是提高工作人员的手卫生意识和依从率，以及对标准预防措施的执行力，用监控数据督促工作人员遵守感染控制规范，最终有效控制和减少医院感染。因此，血液净化中心负责人应确保手卫生的有效执行，并将手卫生监控落实到位，根据科室具体情况，制定明确的手卫生管理制度及各级人员的管理职责，通过定期培训及考核的方式进行手卫生的监控和反馈，让各级人员更好地掌握手卫生知识，并且遵守和执行手卫生规范，最终减少手卫生不规范导致的医院感染。

（一）监控指标

目前手卫生监控主要依靠的指标为科室的手卫生用品领取量和使用量、手卫生依从率、手卫生依从性正确率、手卫生知识知晓率。

1. 手卫生用品领取量和使用量

血液净化中心应配备有效且齐全的手卫生设施，包括流动水洗手设施和手消毒剂，以及相应的手卫生宣教及图示。其中，流动水为非触摸式，以方便使用，并配有洗手液、干手设施；而手消毒剂的用量则按照每人次手消液量 × 总床数的要求配备。科室应做好相关出入库登记和消耗量统计，确保出入库数量相匹配。

2. 手卫生依从率

手卫生依从率是评估手卫生依从性的指标，手卫生依从率＝手卫生时机实做次数 ÷ 手卫生时机应做次数 ×100%，手卫生依从性＝观察对象实际实施手卫生次数 ÷ 间期调查中应实施手卫生次数 ×100%。其中，手卫生时机是指有手卫生指征，应用相应的手卫生方法进行手消毒，主要包括以下几个方面。

（1）下列情况应洗手和（或）使用手消毒剂进行卫生手消毒。

①接触患者前后。

②清洁、无菌操作前，包括进行侵入性操作前。

③暴露于患者体液风险后，包括接触患者黏膜、破损皮肤或伤口、血液、体液、分泌物、排泄物、伤口敷料等之后。

④接触患者周围环境后，包括接触患者周围的相关医疗器械、用具等物体表面后。

（2）下列情况应洗手。

①手部有血液或其他体液等肉眼可见的污染时。

②可能接触艰难梭菌、肠道病毒等对速干手消毒剂不敏感的病原微生物时。

（3）手部没有肉眼可见污染时，宜使用手消毒剂进行卫生手消毒。

（4）下列情况应先洗手，然后进行卫生手消毒。

①接触传染病患者的血液、体液、分泌物及被传染性病原微生物污染的物品后。

②直接为传染病患者进行检查、治疗、护理，以及处理传染病患者污物之后。

（5）手卫生依从性的监测采用直接观察法，在日常医疗护理活动中随机选择且不告知观察对象，观察并记录其手卫生时机及手卫生执行情况，计算手卫生依从率，以评估手卫生的依从性。由受过专门培训的观察员进行观察，根据评价手卫生依从性的需要选择具有代表性的观察区域和时间段，观察持续时间不宜超过 20 min。观察前设计监测内容及表格（表 1-2-1、表 1-2-2），主要包括以下几个方面。

①记录每次观察日期和起止时间、观察地点（医院名称、病区名称等）、观察对象。

②记录观察的每个手卫生时机，包括观察对象的类别（医生、护士、护理员等）、手卫生指征、是否执行手卫生以及手卫生的方法。

③可同时观察其他内容，如手套佩戴情况、手卫生方法的正确性及错误原因。

④观察员可同时观察最多 3 名医务人员，一次观察 1 名医务人员不宜超过 3 个手卫生时机。

根据上述内容计算出手卫生依从率，并进行反馈。这种监测方法的优点是可观察详细信息，如洗手、卫生手消毒、手套的使用、揉搓方法和影响消毒效果的因素；缺点是工作量大，耗时，需要有合格的观察员，存在选择偏倚、霍桑效应和观察者偏倚等。

3. 手卫生依从性正确率

手卫生依从性正确率＝手卫生时机正确次数 ÷ 手卫生时机实做次数 ×100%。

4. 手卫生知识知晓率

手卫生知识知晓率＝手卫生相关知识回答正确次数 ÷ 抽查次数 ×100%。

表 1-2-1　手卫生依从性调查表

部门 / 病区：_____ ；观察日期：_____ ；观察员（签名）：_____

观察时间：____时____分开始，____时____分结束，时长____分

填表说明：在符合条件的"□"或"○"中打钩"√"。

机会	1		2		3	
	专业分类		专业分类		专业分类	
	观察人数		观察人数		观察人数	
	指征	手卫生	指征	手卫生	指征	手卫生
1	□接触患者前 □接触患者后 □洁净操作前 □接触体液 / 血液后 □接触环境后	□手消毒 □洗手 ○未执行 ○手套	□接触患者前 □接触患者后 □洁净操作前 □接触体液 / 血液后 □接触环境后	□手消毒 □洗手 ○未执行 ○手套	□接触患者前 □接触患者后 □洁净操作前 □接触体液 / 血液后 □接触环境后	□手消毒 □洗手 ○未执行 ○手套

续表

机会	1 专业分类 观察人数		2 专业分类 观察人数		3 专业分类 观察人数	
	指征	手卫生	指征	手卫生	指征	手卫生
2	□接触患者前 □接触患者后 □洁净操作前 □接触体液/血液后 □接触环境后	□手消毒 □洗手 ○未执行 ○手套	□接触患者前 □接触患者后 □洁净操作前 □接触体液/血液后 □接触环境后	□手消毒 □洗手 ○未执行 ○手套	□接触患者前 □接触患者后 □洁净操作前 □接触体液/血液后 □接触环境后	□手消毒 □洗手 ○未执行 ○手套
3	□接触患者前 □接触患者后 □洁净操作前 □接触体液/血液后 □接触环境后	□手消毒 □洗手 ○未执行 ○手套	□接触患者前 □接触患者后 □洁净操作前 □接触体液/血液后 □接触环境后	□手消毒 □洗手 ○未执行 ○手套	□接触患者前 □接触患者后 □洁净操作前 □接触体液/血液后 □接触环境后	□手消毒 □洗手 ○未执行 ○手套
4	□接触患者前 □接触患者后 □洁净操作前 □接触体液/血液后 □接触环境后	□手消毒 □洗手 ○未执行 ○手套	□接触患者前 □接触患者后 □洁净操作前 □接触体液/血液后 □接触环境后	□手消毒 □洗手 ○未执行 ○手套	□接触患者前 □接触患者后 □洁净操作前 □接触体液/血液后 □接触环境后	□手消毒 □洗手 ○未执行 ○手套
5	□接触患者前 □接触患者后 □洁净操作前 □接触体液/血液后 □接触环境后	□手消毒 □洗手 ○未执行 ○手套	□接触患者前 □接触患者后 □洁净操作前 □接触体液/血液后 □接触环境后	□手消毒 □洗手 ○未执行 ○手套	□接触患者前 □接触患者后 □洁净操作前 □接触体液/血液后 □接触环境后	□手消毒 □洗手 ○未执行 ○手套
6	□接触患者前 □接触患者后 □洁净操作前 □接触体液/血液后 □接触环境后	□手消毒 □洗手 ○未执行 ○手套	□接触患者前 □接触患者后 □洁净操作前 □接触体液/血液后 □接触环境后	□手消毒 □洗手 ○未执行 ○手套	□接触患者前 □接触患者后 □洁净操作前 □接触体液/血液后 □接触环境后	□手消毒 □洗手 ○未执行 ○手套

注：（1）每个科室观察 15 ～ 20 min，可根据情况延长时间但不超过 30 min。

（2）可同时观察 1 ～ 2 人。

（3）每个机会可涉及 1 个或多个指征。

（4）不必要的手卫生、不能确定的手卫生指征或机会不需记录。

（5）"接触患者前"指直接接触患者和患者周围环境前；"接触环境后"指未接触患者，只单纯接触患者周围环境，如果两者均接触则记为"接触患者后"。

表 1-2-2　手卫生正确性调查表

填表说明：结合"手卫生依从性调查表"使用，做到打"√"，未做到打"×"。

机会（横坐标－纵坐标）										
手部没有肉眼可见污染										
①适量手消毒剂										
②均匀涂抹										
③规范完成揉搓六步骤	掌心相对揉搓									
	手指交叉，掌心对手背揉搓（双手交换）									
	手指交叉，掌心相对揉搓									
	弯曲手指关节，在掌心揉搓									
	拇指在掌中揉搓（双手交换）									
	指尖在掌心揉搓（双手交换）									
④揉搓时间不少于 15 s										
⑤双手清洁后 15 s 内不干燥										
结论：方法正确（以上①～⑤任何一项打"×"，此处则打"×"）										

（二）监测频率

（1）医院感染控制科专职人员每月至少到科室进行 1 次手卫生依从性暗查，每季度到科室采集医务人员手部细菌培养标本并送检。手卫生消毒效果应达到以下要求：卫生手消毒，监测的细菌菌落总数应不超过 10 CFU/cm²；外科手消毒，监测的细菌菌落总数应不超过 5 CFU/cm²。

（2）科室感控人员每月至少进行 1 次手卫生抽查，每季度至少进行 1 次理论考试或提问，确保相关人员对手卫生知识的知晓及执行均能达标。

（三）监测结果反馈及分析

1. 每月或每季度统计手卫生用品的使用量

感控相关负责人应重视手卫生用品的使用情况，确保手卫生设施的完善。应及时完善手卫生用品的出入库登记，检查相关信息是否匹配。分析总结每月或每季度使用情况，分析手卫生用品使用量不足与医院感染的发生是否有关。

2. 每次检查结束后将观察结果现场反馈给被观察对象，及时整理和完善数据

在检查结束后将结果告知观察对象，指出其手卫生执行过程中存在的问题和不足，提醒其修正和改进，并将结果及时记录下来，保存留档，以便下次检查时调取，对比每一次检查是否有所改进，将持续改进机制落实到位。

3. 每季度对监测数据进行总结分析并提出改进措施

每季度对手卫生监测数据进行总结和分析，找出其中存在的普遍问题，提出整改意见。针对个别人员存在的问题，分析其出现问题的根本原因，并督促其及时整改和自我完善。

4. 定期开展手卫生培训和召开反馈会议

定期针对手卫生开展培训，从理论知识到实践操作，要求每一步都按照规范执行，互相监督、评价和改进。同时对手卫生执行和监测过程存疑之处进行讨论、分析和反馈，不断完善和改进评估方式，旨在提高所有人员的手卫生意识及手卫生执行的规范性，减少因手卫生不规范所致医院感染的发生。

三、传染指标监控

血液净化诊疗过程要做好乙肝、丙肝、梅毒、获得性免疫缺陷综合征（简称"艾滋病"）等传染病的防控。

（一）传染病防控的基本设施要求

护理人员应相对固定，负责乙肝和丙肝阳性患者透析的护理人员不能同时负责乙肝和丙肝阴

性患者的透析。

（1）应给工作人员配备足够的个人防护设备，如手套、口罩、工作服、护目镜等。

（2）应在血液透析治疗区域内设置充足的手卫生用品设备，如水池、非接触式水龙头、消毒洗手液、速干手消毒剂、干手物品或设备。

（3）感染病区的机器不能用于非感染病患者的治疗，乙肝和丙肝患者必须分区分机进行隔离透析，人类免疫缺陷病毒阳性患者建议到指定的医院透析。

（4）应配备感染患者专门的透析操作用品车，感染患者使用的物品和设备，如病历、血压计、听诊器、治疗车、机器等应做好标识。

（二）血液净化诊疗期间传染指标质控要求

1. 新患者的传染指标监控管理

（1）第一次透析的患者或由其他血液净化中心转入的患者，在透析治疗前必须进行乙肝、丙肝、梅毒、艾滋病等传染指标的相关检测。

（2）乙肝病毒抗原阳性患者，应进一步行 HBV-DNA 及肝功能指标的检测；丙肝病毒抗体阳性的患者，应进一步行 HCV-RNA 及肝功能指标的检测；梅毒血清学 TPPA 阳性的患者，应进一步完善 RPR 检查。

（3）保留原始记录，登记患者的检测结果。告知患者血液透析可能带来血源性传染性疾病，要求患者遵守血液净化中心有关传染病控制的相关规定，如消毒隔离、定期监测等，并签署透析治疗知情同意书。建立患者档案，在排班表、病历及相关文件对乙肝、丙肝和梅毒患者做明确标识。

2. 长期透析患者的传染指标监控管理

（1）长期透析的患者，应每 6 个月检查乙肝病毒、丙肝病毒、梅毒、人类免疫缺陷病毒标志物 1 次；保留原始记录并登记。

（2）建议乙肝抗体阴性患者接种乙肝疫苗。

（3）乙肝阳转阴的患者，如 HBSAg 及 HBV-DNA 检测持续阴性超过 6 个月，可设立专机或转至阴性区相对固定的机器在最晚一班透析，后续仍需密切监测 HBSAg 及 HBV-DNA 水平。

（4）血液透析患者存在不能解释的肝脏转氨酶异常升高时，应进行 HBV-DNA 和 HCV-RNA 定量检测。如有患者在透析过程中出现乙肝、丙肝阴转阳，应立即对密切接触者进行乙肝、丙肝标志物检测。对于暴露于乙肝或丙肝环境怀疑可能被感染的患者，如病毒检测阴性，在 1～3 个月后重复检测病毒标志物。

（5）HCV-RNA 阳性的患者建议积极治疗，治疗后 HCV-RNA 转阴持续 6 个月的患者，应设立专机或转至阴性区相对固定的机器在最晚一班透析，并定期监测 HCV-RNA 水平。

（6）梅毒血清学 TPPA 及 RPR 均阳性的患者，应在梅毒专机透析；RPR 阳性的患者，建议专科治疗；RPR 持续阴性超过 6 个月的患者，可设立专机或转至阴性区相对固定的机器在最晚一班透析，后续仍需密切监测 RPR 水平。

（7）透析中出现发热反应的患者，应查找感染源，必要时进行血培养，采取控制措施。

（三）医务人员传染指标质控要求

（1）医务人员应掌握和遵循血液净化中心感染控制制度和规范。

（2）血液净化中心医务人员应定期进行乙肝和丙肝标志物检测，乙肝抗体阴性的医务人员建议接种乙肝疫苗。

（3）医务人员遇针刺伤后紧急处理办法。

轻轻挤压伤口，尽可能挤出损伤处的血液，再用流动水冲洗（黏膜用生理盐水反复冲洗），然后用消毒液（如 75% 酒精）消毒并包扎伤口。填写"医务人员职业暴露登记表"，交医院感染管理办公室备案。

被乙肝阳性患者血液、体液污染的锐器刺伤：未接种乙肝病毒疫苗者，应注射乙肝病毒免疫球蛋白和接种疫苗；接种过疫苗并且 HBsAb 阳性者，无需处理；接种过疫苗但 HBsAb 阴性者，应注射乙肝病毒免疫球蛋白和接种疫苗；乙肝病毒感染状况不明确，应注射乙肝病毒免疫球蛋白和接种疫苗，同时检测乙肝病毒血清学标志物，根据结果确认是否接种第 2、第 3 针乙肝疫苗，建议在最后一剂疫苗接种 1～2 个月后进行病毒抗体追踪检测。

被丙肝阳性患者血液、体液污染的锐器刺伤，目前不推荐采用接触后预防性药物治疗。建议于接触 4～6 个月后进行丙肝抗体和谷丙转氨酶基线检测及追踪检测。

（四）传染病报告质控要求

（1）血液透析中心发现新发的乙肝、丙肝或其他传染病，应按照国家有关传染病报告制度报告相关部门。

（2）透析患者的传染指标数据应及时上报全国血液净化病例信息登记系统（CNRDS 系统）；年底汇总本透析中心乙肝、丙肝阴转阳的数据，并上报广西血液净化治疗质量控制中心。

四、透析室新型冠状病毒感染应急预案

新型冠状病毒感染作为新型传染性疾病之一，传染性强，人群防控特别是透析患者的防控需要格外注意。

（一）患者预检

（1）测量并记录患者体温。

（2）调查并记录患者在透析间期的移动轨迹，及其与新冠病毒感染患者、疑似患者及隔离医学观察者的接触史。

（3）询问患者透析期间有无乏力、干咳、鼻塞、流涕、咽痛、腹痛、腹泻、呼吸困难等症状。

（4）建议该类患者完善新冠病毒核酸检测，必要时完善肺部 CT 等相关检查。

（5）根据当地新冠病毒感染情况，必要时对透析患者及其陪护人员进行新冠病毒核酸检测。

（二）患者及其陪护人员管理

1. 患者一般管理

（1）在血液透析中心期间全程佩戴医用外科口罩或 KN95 口罩。

（2）进出血液透析中心及更衣前后洗手。

（3）透析期间不进食。

（4）透析前测量体温，并记录在透析治疗单上。

2. 维持性血液透析患者管理

（1）确诊或临床诊断新冠病毒感染的患者，应集中在透析中心的独立房间，根据病情需要和医疗条件进行连续性肾脏替代治疗（continuous renal replacement therapy，CRRT）或血液透析治疗。

（2）处于医学观察期的患者，尽量与其他患者错开上下机时间（视透析时间安排），安排在独立透析治疗间（不能与血液传播类疾病阳性区共用）进行透析，结束透析后治疗间应强化消毒。

（三）血液净化中心消毒管理

（1）每日采用紫外线循环风消毒 2 次，每次 2 h。

（2）每班次治疗后，开窗通风 30 min。

（3）每日治疗结束后，用含氯消毒剂喷雾或紫外线照射等方式进行消毒，每次 1 h 以上，做好监测及消毒记录。

（4）环境物体表面和地面的消毒严格按照《医疗机构消毒技术规范》进行。机器、床、餐桌等物体表面和地面采用 1000 ～ 2000 mg/L 含氯消毒剂彻底擦拭消毒，并做好记录。

（5）机器、床、餐桌等物体表面及地面，如遇患者血迹、排泄物、分泌物、呕吐物等污染，先用纸巾等吸湿材料去除肉眼可见的污染，再用 2000 mg/L 含氯消毒剂消毒，同时做好记录。

（6）接触式测温仪器一用一消毒。

（7）严格按照《医疗废物管理条例》和《医疗卫生机构医疗废物管理办法》有关规定处置和

管理医疗废物，分类、密闭运送并登记。强化口罩、帽子、手套等物品使用后作为医疗废物管理，集中处置，杜绝二次污染。

（四）工作人员管理

（1）加强全员新冠病毒感染防控知识培训。

（2）工作人员体温异常及时就医，如为新冠病毒感染且有明显症状，建议休息。

（3）全面落实并执行标准预防措施，接触新冠病毒感染患者时戴外科口罩和护目镜或防护面屏。

（4）严格执行手卫生操作。

（黄智文、韦俏宇、陈少玉、贺红光、彭小梅、曾春）

第三节　血液净化中心不良事件监控

血液净化不良事件是指在血液净化临床治疗活动中及血液净化中心运行过程中，任何可能影响患者的诊疗结果，增加患者的痛苦和负担，并可能引发医疗纠纷或医疗事故，以及影响医疗工作的正常运行和医务人员人身安全的因素和事件。

一、不良事件监控范围

（一）血液净化不良事件分级

不良事件包括可预防的和不可预防的两种，分为四级，具体如下。

（1）Ⅰ级（警告事件）——非预期的死亡，或是非疾病自然进展过程中造成永久性功能丧失。

（2）Ⅱ级（不良后果事件）——在医疗护理服务过程中，是诊疗活动而非疾病本身造成的患者机体与功能损害。

（3）Ⅲ级（未造成后果事件）——患者在接受医疗护理服务过程中，虽然发生了错误事实，但是未给患者机体功能造成任何损害，或造成轻微后果而不需任何处理即可完全康复。

（4）Ⅳ级（隐患事件，也称接近失误事件）——患者在接受医疗护理服务过程中，一个或多个环节出现错误，但由于及时发现未形成事实。

（二）血液净化不良事件分类

（1）医疗沟通事件。医疗沟通指医护人员了解患者所有已知病情和诊疗措施后，与患者及其家属沟通，使患者及其家属了解病情、各种诊疗措施、病情发展、诊疗费用、并发症等涉及知情权的事项。医患双方因上述沟通不到位而产生的事件称为医疗沟通事件。

（2）医疗处置事件。诊断、治疗操作不当、不及时及意外事件。

（3）护理不良事件。血液净化护理不良事件涉及范围广，且发生率较高，需要重点监测。主要包括以下几点。

①透析前准备不足。患者辨识错误，对患者缺乏评估；透析机消毒、冲洗不足；抗凝药种类、配制、剂量和核对错误；透析器、血液管路连接不良；穿刺部位固定不妥；未核对透析方法、时间、干体重的变化；未核对血流量的变化；未核对透析器型号、消毒方式、预冲方法的变化；未注射药物、服药、采集标本等；未确认变更后的透析条件；未确认动静脉通路连接是否顺畅；未注入抗凝剂。

②透析开始时。未设空或错误设定治疗参数（脱水量、透析液温度、钠浓度、置换液量、透析时间等）；动静脉压力报警范围设定不良，动静脉压力感应器充水或充血；未将"准备"状态变换到"透析"状态。

③透析过程中。未再次确认透析条件的变更；因血压下降等恢复原透析条件，未确认脱水量；未确认抗凝药注入量；未停止输液，误入空气；透析中未用药等。

④透析结束后。未进行透析结束前的评估；在透析不充分、脱水不足的状态下结束透析；未注射药物、采血；回血时空气混入体内；污染针误刺自身；透析记录不全；消毒隔离工作未落实和执行。

（4）药物事件。药物领取、管理、医嘱、处方、给药、药物不良反应等相关事件。

（5）血液及血制品事件。血液制品提取和使用过程中发生的不良事件。

（6）透析设备仪器相关事件。设备故障、一次性耗材出现问题或设备使用不当导致的不良事件，涉及血液透析机、水处理系统透析器、透析管路、透析液、透析粉、透析复用机等，可分为"肯定为血液透析相关医疗器械不良事件"和"可疑为血液透析相关医疗器械不良事件"。

①肯定为血液透析相关医疗器械不良事件。

A. 血液透析机不良事件。在正常维护保养及操作下，血液透析机故障导致或可能导致患者伤害的事件。如脱水设定值与实际脱水值严重不符，透析液温度过高或过低，压力测定不准确及电导配比失常等。

B. 水处理系统不良事件。在正确维护保养下，透析用水不达标，如细菌、内毒素超标。

C. 透析器不良事件。透析器外壳破裂，密封不严；正确操作情况下，透析器破膜。

D. 透析管路不良事件。在正确操作情况下，透析管路不同部件连接不紧密导致松脱或漏液、漏血；在透析前或透析过程中，发现透析管路破裂、静脉小壶滤网漂浮、传感器或其他部件缺失等。

E. 血管通路用医疗器械不良事件。一次性动静脉穿刺针、短期和（或）半永久性血管导管、人造血管等出现破损、断裂、弯折、连接不紧密的情况。

F. 透析液和透析粉不良事件。在正确操作情况下，透析液或透析粉成分异常导致电解质紊乱；透析液或透析粉微生物指标超标。

G. 血液透析过程中各管路连接不紧密、血液管路破裂、透析器膜破损及透析液内空气弥散入血等导致空气栓塞。

H. 血液透析相关医疗器械标签、使用说明书中存在错误或缺陷，误导临床医生错误使用而导致的有害事件。

I. 血液透析相关医疗器械制造商、销售商的错误培训导致的有害事件。

②可疑为血液透析相关医疗器械不良事件。

A. 首次使用综合征。

B. 不能除外生物相容性的影响导致的低血压。

C. 不能除外血泵和管路内红细胞的机械损伤导致的溶血。

D. 不能除外器械因素导致的寒战、发热。

E. 不能除外器械因素导致的管路内凝血、血栓形成。

F. 血液透析相关医疗器械感染。

G. 透析液、透析粉相关异常症状，如恶心、呕吐、低血压或高血压、头痛、心律不齐、气促、全身倦怠、肌肉痉挛等。

（7）感染事件。导管相关感染、内瘘感染、血源性传染病感染等。

（8）患者及其家属依从性事件。患者及其家属不遵守医嘱和医院规定，依从性差而造成的事件。

（9）公共设施事件。医院建筑、通道、其他工作物、供水供电故障等相关事件。

（10）医患双方冲突事件。医患双方发生的不满及言语、肢体冲突等事件。

（11）治安事件。如盗窃、患方与第三方的治安事件；医护人员受到患者或第三方人身攻击的安全事件。

（12）职业伤害事件。诊疗过程中医护人员的意外伤害事件，如针刺伤或锐器伤、体液和血液暴露、未行防护等；跌伤、意外伤害等。

（13）其他突发事件。

（三）血液净化不良事件报告

1. 报告原则

（1）Ⅰ级和Ⅱ级事件属于强制报告系统范畴，报告原则应遵照国家卫生健康委员会《医疗质量安全事件报告暂行规定》执行。

（2）Ⅲ级和Ⅳ级事件属于自愿报告系统范畴，是强制报告系统的补充，具有自愿性、保密性、非处罚性和公开性的特点。

①自愿性。医院各科室、部门和个人有自愿参与的权利，提供信息或报告是报告人（部门）的自愿行为。

②保密性。该制度对报告人及报告中涉及的其他人和部门的信息完全保密。报告人可通过网络、信件等多种形式实名或匿名报告，相关职能部门将严格保密。

③非处罚性。报告内容不作为对报告人或他人处罚的依据，也不作为对所涉及人员和部门处罚的依据。

④公开性。医疗安全信息在院内通过相关职能部门公开和公示，对医疗安全信息及其结果进行分析，用于持续改进医院和科室的医疗质量。公开的内容仅限于事例本身的信息，不涉及报告人和被报告人的个人信息。

2. 报告责任人

发现不良事件的所有医院员工。

3. 接收报告部门

发现不良事件，相关科室、人员要主动向以下职能部门报告，由相关职能部门做进一步分析处理。

（1）医疗相关不良事件、医疗服务及行风事件：报告医务科。

（2）护理相关不良事件：报告护理部。

（3）感染相关不良事件：报告感染管理科。

（4）药品安全（不良）事件：报告药学科。

（5）医疗器械、设备安全（不良）事件：报告医疗器械科。

（6）输血安全（不良）事件：报告输血科。

（7）设施安全（不良）事件：报告总务科。

（8）人身安全事件：报告保卫科。

4. 报告方式

（1）书面报告：填写"血液净化中心不良事件登记表"（表1-3-1），上报主管部门。

（2）网络直报：通过院内 OA 系统将电子版"医疗不良事件报告表"上报主管部门。

（3）紧急电话报告：仅限于在不良事件可能迅速引起严重后果（如意外死亡）等紧急情况使用，事后补报"医疗不良事件报告表"。

5. 报告内容要求

发生不良事件后，当事人填写书面"医疗不良事件报告表"，记录事件发生的具体时间、地点、过程和采取的措施等内容，报告内容应当真实、完整、准确。一般不良事件要求 4～6 h 内报告，重大事件、情况紧急者应在处理的同时口头或电话上报职能科室，由其核实结果后再上报分管院领导。

（四）不良事件的监控、反馈与整改

（1）血液净化中心设置不良事件质量监控小组，制定小组职责。

（2）设立不良事件记录台账，质量监控小组负责对血透室的不良事件进行监控，检查不良事件的上报情况并登记，检查有无漏报、瞒报等。

（3）每季度对所发生的不良事件进行根因分析，提出整改建议和防范措施，进行评价与持续改进，并将整改意见传达到科室每一位员工，组织学习并记录。

二、不良事件监控流程

（1）成立血透室医疗安全（不良）事件管理组，组长由科主任担任，副组长由护士长担任，组员为高年资的医生和护士各 1 人。

（2）制定管理组职责。

（3）制定管理组监控指标。不良事件报告制度的知晓率为 100%，医疗安全（不良）事件报告 ≥ 15 件 /（百张床 / 年）。

（4）当班人知晓不良事件报告内容及工作流程，见表 1-3-1、图 1-3-1。

（5）每个治疗室设立一本不良反应及并发症登记本。

（6）当班人及时填写不良反应及并发症登记本，并上报本责任区的不良事件。

（7）每月初由成员负责收集统计汇总上月的不良事件，见表 1-3-2。

（8）对出现的不良事件进行反馈并提出整改措施，见表 1-3-2。

（9）至少每季度进行一次不良事件有关内容的培训、学习，并考核登记，见表 1-3-3、表 1-3-4。

表 1-3-1 血液净化中心不良事件登记表

总负责人：_____

职责：督促各责任护士每日及时登记，每月录入电脑。

责任护士：每日下班后及时填写本责任区的不良事件。

项目			日期	患者姓名	不良事件编号	记录人
通路相关性问题	静脉置管	1. 裂管				
		2. 导管感染				
		3. 导管功能不良（泵流速＜ 180 mL/min）				
		4. 内瘘感染				
	AVF或AVG	1. 内瘘功能不良（血栓或狭窄形成）				
		2. 严重针眼渗血影响透析治疗				
		3. 拔针后持续出血超过 30 分钟				
		4. 拔针后出现血肿				
失血超过 100 mL（如果出现严重的症状或体征，将定义为严重不良事件）		1. 体外循环管路或透析器漏血				
		2. 体外循环管路或透析器凝血（无肝素透析、肝素量不正确等）				
患者跌倒 / 坠床		1. 跌倒				
		2. 坠床				
药物相关性问题（包括肝素）		1. 患者错误				
		2. 剂量错误				
		3. 给药途径错误				
		4. 忘记给药				
心血管问题		1. 心搏骤停				
		2. 心动过缓（心率＜ 50 次 /min）				
		3. 心动过速（心率＞ 120 次 /min）				

续表

项目		日期	患者姓名	不良事件编号	记录人
心血管问题	4. 高血压（收缩压＞160 mmHg/ 舒张压 ＞100 mmHg）				
	5. 低血压（收缩压＜90 mmHg/ 舒张压 ＜50 mmHg）				
	6. 充血性心力衰竭				
执行处方错误	1. 透析器错误				
	2. 超滤量错误				
	3. 抗凝剂错误				
	4. 透析液错误（碳酸氢根、A 液、温度）				
	5. 透析模式错误				
生物危害暴露	1. 污染的针 / 刀片刺伤				
	2. 洁净的针 / 安瓿刺伤				
过敏反应	1. 药物过敏				
	2. 血液制品过敏				
	3. 透析器过敏				
	4. 消毒剂过敏				
	5. 胶布过敏				
血行感染	1. 菌血症				
	2. 可疑的抗原反应				
其他	1. 意识丧失				
	2. 空气栓塞（可疑的 / 确认的）				
	3. 低血糖				

注：严重不良事件（serious adverse event，SAE）指严重功能障碍、导致住院、导致胎儿畸形、导致死亡等危及生命的需要特殊处理的不良情况。

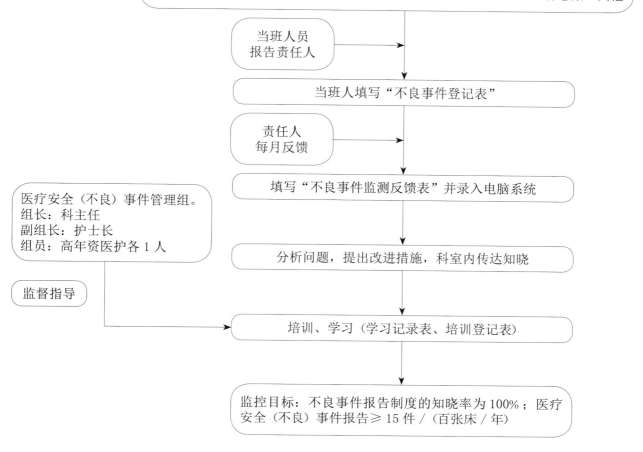

图 1-3-1　血液净化中心不良事件处理流程图

表 1-3-2　血液净化中心____年____月不良事件监测反馈表

监测人：_____

不良事件监测情况			
一般不良事件	严重不良事件	上报的不良事件	
		医务科	
		护理部	
		器械科	
		药学科	
		输血科	
		感染管理科	
存在问题分析：			

续表

不良事件监测情况
改进措施:
科室内传达知晓签名:

表 1-3-3　血液净化中心学习记录表

时间:
地点:
主讲人:
内容:
人员签到:

表 1-3-4 血液净化中心不良事件报告制度培训登记表

日期	学习内容	课时	形式	参加人员	主持人签名

注：至少每季度 1 次。

（唐盛、吴新莲）

第四节 透析中心机器、耗材、药品管理

一、水处理及透析液管理

（一）水处理系统的基本要求

（1）透析用水处理设备应具有国家药品监督管理局颁发的注册证、生产许可证等。

（2）透析用水处理设备的产水水质必须达到国家医药行业标准《血液透析及相关治疗用水》（YY 0572-2015）的要求。

（3）透析用水处理设备的其他相关硬件要求可以参考国家医药行业标准《血液透析和相关治疗用水处理设备技术要求第 1 部分：用于多床透析》（YY 0793.1—2010），适用于多床透析。

（4）透析用供水管路的铺设规划和安装工艺应避免供水管路起伏跨度过大，尽量做到横平竖

直，缩短距离，以免造成管路回水端压力和透析用水流速的衰减。这对水处理设备的稳定运行和微生物水平控制具有重要的影响。

（5）透析用水的质量直接影响患者的透析质量与长期预后，因此血液透析中心必须对透析用水处理设备进行必要的维护、保养、消毒、监测，并做好相关记录。

（6）水处理间面积应为水处理装置占地面积的 1.5 倍以上，地面承重条件应符合设备要求，地面应进行防水处理并设置地漏。

（7）水处理间应维持合适的室温，并有良好的隔音和通风条件。水处理设备应避免日光直射，放置处应有排水槽。

（8）水处理机的自来水供给量应满足使用要求，条件允许的可以铺设单独的自来水管道；入口处安装压力表，压力应符合设备要求。

（9）水处理机是血液透析中心最为核心的设备，建议使用单独的供应电路。

（二）水处理及透析液管理的人员要求

（1）血液透析中心应配备具有相关资质的工程师或技师，负责水处理设备的运行、维护与管理。

（2）工程师或技师须具备较好的电气基本原理知识与操作技能，应熟知血液透析中心的水处理设备与水质量管理规范，按规范要求掌握透析用水的质控方法，熟练掌握透析用水处理设备的工作原理、维护及应急处置方案。参与相关专业和设备厂家的知识与技能培训。

（三）水处理设备监测质控要求

1. 软水器出水硬度的监测要求

（1）监测方法。建议每天透析治疗结束后进行检测，应在水处理设备正常运行状态下打开树脂罐（软水器）的出水取样阀，放水 15 ～ 30 s 后，采样进行测定并记录结果。树脂罐（软水器）的出水硬度参照《血液透析和相关治疗用水处理设备常规控制要求》（YY/T 1269—2015），应小于1GPG 或 17.1 mg/L。

（2）若树脂罐（软水器）出水硬度超标，在保证盐桶中有足够饱和盐水的前提下先进行手动再生，不可耽误治疗，同时及时查找硬度超标原因并处理。

2. 活性炭罐出水总氯的监测要求

（1）监测方法。建议每天开始透析治疗前进行检测，透析用水处理设备运转至少 15 min 后，开启活性炭罐出水取样阀，放水 15 ～ 30 s 后，采样进行测定并记录结果。要求活性炭罐出水的总氯含量≤ 0.1 mg/L，具体参照《血液透析和相关治疗用水处理设备常规控制要求》（YY/T 1269—2015）。

（2）若活性炭罐出水的总氯含量大于 0.1 mg/L，应立即停止该水处理设备供水，进行手动反冲，确保总氯含量符合要求，并及时查找原因并处理。

3. 透析用水生物污染物的监测要求

（1）监测频率：细菌培养检测至少每月 1 次，内毒素检测至少每 3 个月 1 次。

（2）合格标准：检测的方法和结果必须达到国家医药行业标准《血液透析及相关治疗用水》（YY 0572—2015）的要求。

4. 透析用水化学污染物的监测要求

（1）监测频率：至少每年检测 1 次。

（2）合格标准：检测结果必须达到国家医药行业标准《血液透析及相关治疗用水》（YY 0572—2015）的要求。

5. 特殊情况下透析用水处理设备的监测与处理

对于疑似透析用水污染物超标、新安装的水处理设备、更换反渗透膜后、更换透析用水供水管路后的水处理设备、透析用水处理设备停机大于 48 h 等情况，必须进行系统性的消毒处理，理化与生物污染指标检测达标后方可投入使用。

（四）水处理系统的维护管理

1. 水处理系统的维护原则

（1）透析用水处理设备的滤芯、活性炭、树脂、反渗膜等需根据水质检测结果或按照制造商的规定进行维护、保养和更换，并做好记录。

（2）透析用水处理设备每年至少进行 1 次全面的维护、保养和功能检测，确保设备的正常运行，并做好记录。

（3）每天监测水处理设备的实际产水量，在制造商标称的最低温度条件下应该不少于实际透析所需的最大用水量。

（4）应注意观察各项监测参数的变化趋势，必要时进行预防性的维护，确保水处理设备整体良好稳定运行。

（5）每周至少巡视 1 次供水主管路及检查连接透析机软水管的完好程度，避免出现渗漏、破裂的情况，确保整个水处理系统的供水管路处于相对密闭的状态。

2. 水处理系统的常规维护内容

参照《血液透析和相关治疗用水处理设备常规控制要求》（YY/T 1269—2015），透析用水处理设备的监测对象、项目和周期见表 1-4-1。

表 1-4-1 透析用水处理设备常规监测的对象、项目和周期

监测对象	监测项目	监测周期
砂滤器	入口和出口压降	每天
砂滤器反向冲洗循环装置	反向冲洗循环，时间设定	每天
滤芯式过滤器	入口和出口压降	每天
软化器	原水的软化	每天
软化器盐箱	是否有未溶解的盐和盐溶液的量	每天
软化器再生循环	再生循环的时间或流量设定	每天
活性炭吸附器	出水的总氯含量	每天治疗前运转 15 min 后
反渗透装置	处理水的电导率	每天（持续监测）
反渗透装置	产水和浓缩水流量	每天（持续监测）

3. 透析用水处理设备的消毒

根据透析用水处理设备使用说明书和消毒方式确定消毒周期，预防性消毒应作为水处理设备管理中微生物水平控制的必要性策略。当透析用水细菌数大于 50 CFU/mL 或内毒素浓度大于 0.125 EU/mL 时，应对透析用水处理设备进行主动性干预处理。处理方法根据设备的不同分为热消毒和化学消毒，按照产品说明书选择。处理后可再次进行采样复检，确保微生物指标始终处于较低水平。

（1）热消毒。

①反渗透膜热水消毒。80 ℃ ≤ 水温 ≤ 85 ℃，该有效温度的维持时间应大于 20 min，但透析治疗前必须降至常温。

②热水供水管路消毒。回水端水温 ≥ 85 ℃，该有效温度的维持时间应大于 20 min，但透析治疗前必须降至常温。

A. 优点。安全性高，对操作人员和患者没有危害；无消毒液残留问题，对环境无污染；可以全自动、高频次进行。

B. 缺点。消耗电能较大；加热效率和温度不足时，消毒效果将大打折扣。

（2）化学消毒。

①根据不同消毒剂的使用方法，应监测最小有效浓度、接触时间。每次消毒后，必须测定消毒剂的残留浓度。

②以过氧乙酸为例，过氧乙酸为强氧化剂，有很强的氧化性，遇有机物放出新生态氧而起氧化作用，作为医疗或生活消毒药物使用，为高效、速效、低毒、广谱杀菌消毒剂，对细菌繁殖体、芽孢、病毒、霉菌均有杀灭作用，且价格比较便宜。因此可用它来进行杀菌、消毒。

③在准备透析治疗前，确保管路各处透析用水消毒剂残留在安全范围内（注意供水管路与透析机进水管连接三通处）；建议检测透析机排水，确认无消毒剂残留后方可使用。

（3）水路盲端消毒。

目前，在血液透析机、透析用水处理设备及供水管路的常规消毒方法中，供水管路出口和透析机之间的连接管路部分通常是消毒的盲区。

解决方法：对透析用水的供水管路进行消毒时，应用含有消毒剂的透析用水冲洗透析机（透析机必须处于冷冲洗操作状态）。即水处理联合透析机化学消毒法，消毒后须对透析机进行长时间冲洗，确保无化学消毒剂残留后方可使用。

当透析用水细菌数大于 100 CFU/mL 或内毒素浓度大于 0.5 EU/mL 时，排除并非假阳性的因素后（增加采样点的必要性和目的）应立即停止水处理设备的使用，尽快对水处理主机和供水管路进行彻底消毒。推荐使用水处理联合透析机化学消毒法，同时查找原因，如反渗膜截留能力下降、供水管路使用年限超长等，必要时对反渗膜和供水管路进行更换。处置完毕后采样复检，确认微生物水平合格后方可重新投入使用。

（五）中心供液管理

中心供液系统主要分为集中供浓缩透析液系统（central concentrate delivery system，CCDS）和集中供透析液系统（central dialysis fluid delivery system，CDDS）。

1. 集中供浓缩透析液系统

集中供浓缩液配制室的硬件设施和设备的安装、培训及验收工作可参照水处理设备的各项基本要求。配液所需的透析用水应符合《血液透析及相关治疗用水》（YY 0572—2015）的标准，透析用水供应量应满足中心供液系统的配液要求。CCDS 配制的浓缩液微生物水平须达到国家医药行业标准《血液透析及相关治疗用浓缩物》（YY 0598—2015）的相关要求。

（1）浓缩透析液配制。

①制剂要求。

必须使用国家药品监督管理局批准的透析液干粉，并具有国家相关部门颁发的注册证、生产许可证、经营许可证。

②人员要求。

浓缩透析液（A 液、B 液）的配制，应由经过培训的工程师或技师、护士完成，做好配制记录，并有专人核查登记。

③配制要求。

A. 必须建立完整的登记制度，登记配制时间、配制种类、批号、干粉量、电导率或密度、pH

值、配制人、核对人等信息。

B. 配制人员须佩戴口罩、手套、帽子，着工作服，做好手卫生。

C. 必须严格按照各设备生产说明及配制流程进行，相关注意事项须落实到位。

D. 为保证配制的 B 液浓度和微生物含量符合要求，透析 B 粉的溶解要采取以下原则。

a. 现配现用，少量多次，按照要求更换滤芯。

b. 设定合适的搅拌时间和搅拌强度，确保充分溶解，确保电导度、碳酸氢根等指标处于合格范围。

c. 每天完成治疗后，原则上应将系统内的所有 B 液排空并冲洗去除。

（2）设备管理和维护。

①一般性维护。

A. 每台中心供液设备应建立独立的工作档案记录本，记录设备的运行状态，如变更参数设置、滤芯更换、清洗消毒、故障维修等。

B. 应由专职的工程师、技师或厂家工程师按照设备操作说明书进行系统维护保养。

C. 每月应对系统的管路进行检查，包括电路、水路、连接件、阀门等，破损漏液或损耗组件应及时予以更换。

D. 每半年应对设备进行参数校验及功能测试检查。

E. 系统出现故障后，应联系专业人员进行维修。

F. 集中供浓缩透析液的储液桶、搅拌桶、供液管路等部位不能留有死腔，应使浓缩液或消毒液快速排净，避免出现浓缩液或消毒液残留。

②消毒和清洗。

A. 消毒时须在桶外或供液间门外悬挂警示牌，并告知值班医师及护士。

B. 集中供液系统消毒时，须确保输送管路并未与透析机连接。

C. 应具体记录每次消毒数据，包括消毒液浓度、有无残留、操作人员信息等。

D. 血液透析中心应根据微生物监测结果对消毒策略进行验证，以确保消毒方式和策略是否适宜。

E. A 液配制桶和管路不需要常规消毒，但新装管路或管路有明显污垢时需要冲洗和消毒。

2. 集中供透析液系统

由于集中供透析液系统的相关要求较高，普及率较低，且在中国尚未列入医疗器械管理范畴，其设备相关安装、培训、验收、日常使用和维护管理可参考集中供浓缩透析液系统的相关要求，所生产透析液的各项指标应符合标准作业程序（standard operating procedures，SOP）中的规定和要求。

（六）科室质控要求

（1）建议成立血液透析相关液体质控小组，成员包括科室主任、护士长、感控护士、工程师、感控科人员等。制定适合本中心的血液透析相关液体质控管理相关制度、计划、方案和流程，并负责方案和流程的执行、监督、检查、指导和评价。定期召开质控会议，反馈、分析、总结方案运行情况，持续改进并创新。

（2）准确可靠地收集血液透析相关液体质控管理评价指标。利用大数据，综合分析各项监测、检查结果，找出血液透析相关液体质控管理中存在的关键问题，抓住血液透析相关液体质控管理问题的根源，找出解决问题的最佳途径。通过对血液透析相关液体的微生物水平监测和控制，减少透析相关并发症，从而提高透析质量。

（3）定期统计血液透析相关液体的相关数据，上报国家卫生健康委员会CNRDS系统，年底汇总数据须同时上报广西血液净化治疗质量控制中心。

二、透析仪器管理

血液透析机质量是指血液透析机用于血液透析治疗过程中与临床治疗、感染控制、仪器管理等要求的符合程度。血液透析机质量控制是指采用科学的管理方法或技术手段等，尽可能消除不符合临床治疗、感染控制及仪器管理相关要求或规定的因素，使得血液透析机在治疗使用过程中尽可能符合上述要求。

血液透析机质量控制主要从日常操作管理、感染控制管理、仪器维护和维修管理、不良事件管理及效益分析等流程中取得准确可靠的数据和结果，用于衡量仪器质量管理的效果和情况，及时找出质量管理的差错及其发生的原因，并采取措施使仪器质量控制达到预期目的，致力满足临床治疗要求并降低仪器使用所带来的医疗风险。

（一）仪器信息与仪器操作规范管理

建立仪器信息档案，规范医疗仪器使用管理流程。规范血液透析机日常使用操作，提高操作人员的操作熟练度与防范操作风险的意识，避免仪器在使用过程中出现人为所致的故障或损坏。

1. 仪器信息管理

血液透析机属于Ⅲ类体外循环辅助治疗的生命支持类医疗仪器，根据医疗仪器的相关使用管理要求，必须对仪器相关信息进行登记及管理，以保证其在医疗行为过程中具有可溯源性。

（1）仪器基本信息。

单台仪器投入使用后就会产生相应的基本信息，主要包括仪器的名称、型号、产地、生产国、生产厂家、供货商、单价、购买日期、使用日期、出厂编号（产品系列号）、资产管理编号、使用科室、资产管理人、购买方式或资金来源等。这些基本信息在仪器全生命周期管理及仪器的质量管理过程中都是必需的。

（2）仪器使用信息。

血液透析治疗过程是一个时间比较长（2～4 h）的医疗行为过程，在这个过程中血液透析机担负着血液体外循环与监测、血液透析治疗等持续性辅助功能，因此血液透析机的使用记录特别是每一个疗程的信息必须被完整地记录，其中包括仪器的编号（床号/机号）、疗程、患者编号、治疗模式、操作护士或操作员、单个疗程仪器重要参数（电导率、温度、超滤量、透析液流量、循环血液流速、动静脉压等）、疗程报警情况、消毒清洗情况等与仪器相关的数据或事件。通过单个疗程产生的数据和事件记录不但可以准确判断仪器在疗程中的使用质量，也可以让该疗程更具有可溯源性。

2. 仪器操作规范管理

通常血液透析机都具有比较复杂的体外循环与监测、血液透析与控制的功能和对应的操作界面与操作规范，如果操作员对仪器的操作流程不熟悉或不规范，势必会影响到整个治疗过程和治疗效果，严重的会导致仪器出现人为故障或损坏，甚至导致医疗事故，因此仪器操作的规范化是十分必要的。规范仪器操作主要包括以下几个方面。

（1）仪器基本操作培训与评估。

仪器基本操作主要是指仪器使用过程中的开关机、自检、预充、引血、治疗、回血、冲洗消毒等一系列规范操作，针对不同型号和仪器进行细化和规范培训并进行量化评估，既可以提高操作者对仪器的操作熟练度，又可以保证仪器使用的规范化，从而减少仪器使用过程中的人为故障。

（2）新型号仪器操作培训与评估。

不同型号的仪器，其基本操作要求是不同的。新型号仪器自然会有新的基本操作规范，对操作人员进行该型号仪器的基本操作培训并严格考核评估，可加快新型仪器的投入进程，并减少因操作不熟悉导致的仪器故障。

（3）新入行人员操作培训与评估。

新入行人员泛指对现有仪器从未有相关接触或使用经验的操作人员。在使用现有仪器之前，必须经过仪器基本操作规范的严格培训和评估，方可允许操作仪器进行临床治疗。

（4）特殊情况仪器操作培训与评估。

特殊情况仪器操作是指仪器应用过程的特殊情况和特殊应用，以及应急处理等仪器操作，如治疗过程中的破膜漏血、多种治疗模式组合应用、停水停电等情况下的仪器操作规范，这些是每个操作员必须掌握的，同时也是规避医疗风险和避免人为故障或损坏的有效途径。

3. 仪器日常操作管理

（1）仪器使用信息记录。

血液透析治疗很大程度上依赖于血液透析机来开展，而仪器的使用过程会产生大量的信息，完整的使用记录对于仪器的质量控制是不可或缺的。具体内容包括每一例治疗过程的使用日期、使用班次、患者信息、自检结果、治疗模式、消毒方式与消毒结果、治疗过程重要参数（如电导率、温度、血流量、透析液流量、跨膜压等）。

（2）仪器使用操作规范检查。

仪器操作员严格遵守仪器操作规范是防止仪器故障和规避医疗风险的有效途径，因此定期或不定期检查操作员的仪器操作情况，是落实仪器操作规范的有效保证。

4. 操作人员管理

（1）建立仪器操作质控团队。

仪器操作质量管理需建立完善的制度或规范，且制度的落实或执行需要专业人员或团队来完成。这样的管理可形成闭环，更容易出效果。

（2）仪器操作资质认证与评估。

血液透析机是Ⅲ类体外循环辅助治疗的生命支持类医疗仪器，操作风险比较大，因此要求操作员必须具备相应的仪器操作资质，对操作员的仪器操作资质认证和评估必须从管理和制度上得到确认。

（二）仪器感染控制管理

1. 细菌与内毒素检测

（1）检测的条件与规范。

①检测条件。

A. 符合《血液净化标准操作规程》检测周期规定。

B. 治疗过程中有患者出现细菌或内毒素感染症状。

C. 新机启用或长期停机后重新启用。

②检测规范。

A. 符合《血液净化标准操作规程》采样与监测规范。

B. 有条件的应该采用基准样本或参考样本进行对照，防止器皿污染或培养基污染及错误采样导致误检。

（2）血液滤过机的细菌与内毒素检测。

血液滤过机特别是在线补液型血液滤过机，细菌和内毒素建议每月检测 1 次。特别是使用次氯酸钠或过氧乙酸消毒后，细菌过滤膜存在局部破膜的可能，因此建议该类消毒后进行细菌和内毒素检测，确保在线补液的安全。

2. 消毒与消毒液管理

（1）消毒冲洗与消毒液的合理应用。

①消毒液种类。常见的消毒液主要成分有柠檬酸（也叫枸橼酸）、次氯酸钠、过氧乙酸等。

②应用场合。

A. 柠檬酸。一种较强的有机酸，常温下其强酸特性可以有效去除血液透析机管路内的钙、镁、铁等结晶或沉淀，溶液温度大于 80 ℃时可以有效杀灭血液透析机管路中的细菌芽孢，从而起到消毒杀菌的作用。使用柠檬酸进行加热化学消毒模式可以起到酸洗和消毒灭菌作用，建议每次治疗完一个病例后用于仪器管路消毒，有效机内浓度大于 0.8%，浸泡时间 15 min 左右，吸入浓度根据不同型号仪器的要求选择。

B. 次氯酸钠。一种强碱弱酸盐，具有很强的氧化性，主要用于去除血液透析机管路内的蛋白或脂类物质，机内浓度一般在 0.1% 左右，浸泡时间 20 min 左右。因其有热不稳定性（温度超过 60 ℃时容易分解），故不适用于加热消毒模式。次氯酸钠具有很强的腐蚀性，使用过程会对管路的零部件造成损伤，特别是橡胶（密封圈等）或膜类（细菌过滤器膜等）等，因此不建议频繁使用，特别是有效浓度不宜过高。使用次氯酸钠消毒后最好进行一次热洗或热化学消毒，用加热方式促使残留的次氯酸钠分解，确保消毒安全。

C. 过氧乙酸。一种强氧化性和腐蚀性弱酸，受热易分解、易爆。有很强的氧化性，主要用于杀灭管路中的细菌或病毒，使用时控制管路内溶液浓度在 0.10% ～ 0.15%，浸泡时间不宜超过 30 min。同时，因其具有很强的腐蚀性，使用过程会对管路的零部件造成损伤，特别是橡胶（密封圈等）或膜类（细菌过滤器膜等）等，不建议频繁使用，且管路内有效浓度不宜过高。使用过氧乙酸消毒后最好进行一次热洗或热化学消毒，用加热方式促使残留的过氧乙酸分解，确保消毒安全。

（2）消毒液质量与消毒质量控制。

在使用消毒液对仪器消毒时，一是必须保证消毒液的有效性和安全性，二是要根据仪器设定的消毒参数要求来选择消毒液。因此对消毒液的来源、启用日期、质量报告等信息必须登记完备，做到消毒液质量管理的可溯源性。必须落实对消毒液使用过程的管理，对启用日期、浓度、操作人员信息等进行规范记录，防止错误操作导致无效消毒或仪器损伤。

仪器的消毒质量问题往往通过细菌、内毒素检测及仪器维修、维护等过程发现，因此要严格从上述过程记录的数据中把控仪器消毒情况，发现异常要及时找出原因并处理。

3. 特殊情况消毒

（1）透析器破膜消毒。

由于多种原因，血液透析治疗过程中不可避免地会出现透析器破膜现象，这意味着有患者的血液输入透析机管路中。为了防止仪器使用的交叉感染，通常要求在清理水路管路的血渍后及时使用次氯酸钠进行消毒清洗，消毒清洗次数可以根据实际情况而定。

（2）血液透析滤过机滤器血污染。

在血液透析滤过治疗过程中，除了透析器破膜导致血液输入水路管路，还有可能因补液方式设置异常导致血液倒注入补液过滤器，这种情况除了要及时清洗管路，还要及时更换过滤器，然后再使用次氯酸钠消毒。

（3）长期停机。

对于长期停机不用的血液透析机，因存在内部管路滋生细菌及内毒素的风险，在重新启用前应进行次氯酸钠消毒，然后经细菌、内毒素检测合格后再启用。

（三）仪器维护和维修管理

血液透析机能否最大限度符合临床治疗要求和仪器管理要求，除了操作规范和感染控制，还需要通过仪器的参数精确度、控制准确度及电气安全来保证，因此对血液透析机全生命周期的管理，特别是维护、维修管理必不可少。

1. 仪器维护管理

对血液透析机进行定期维护，是仪器使用过程中工作参数精度、控制准确度及电气安全的有效保证。仪器维护过程必须全程记录，维护项目包括以下几项。

（1）仪器容貌、使用环境、电气安全检查，周期为每月1次。

（2）水路维护，主要检查水路密闭性及泄漏隐患，周期为每6个月1次。

（3）电路维护，主要检查电路污染情况及连接情况，周期为每12个月1次。

（4）系统控制参数校正，主要核对系统各种控制参数的准确度和传感器的精准度，周期为每12个月1次。

2. 仪器维修管理

仪器维修，顾名思义就是血液透析机在使用过程中出现故障或隐患，导致无法使用或存在使用风险的情况下对仪器进行的功能修复行为。血液透析机是集水路、电路、体外循环血路为一体的功能较为完备的医疗仪器控制系统，其维修过程其实就是让仪器功能恢复的过程，但因其复杂的电路、水路、血路控制结构，在仪器维修过程中会造成不可避免的仪器使用风险，因此必须对仪器维修进行规范化管理，必须对维修过程进行全程记录和跟踪。

（1）故障或隐患现场记录。

血液透析机出现故障或发现隐患时，必须如实记录或描述现场的情况，包括故障代码、故障时间、故障现象及故障报告人等。一方面，维修人员可以根据故障描述准确判断故障原因和部位并及时处理；另一方面，完备的故障记录是仪器使用信息不可或缺的内容。

（2）仪器维修过程记录。

血液透析机维修的目的是恢复仪器的原有功能，是一项复杂的技术实施过程。在这个过程中，故障的复杂度与维修技术水平可能会导致维修效率受到影响，甚至可能导致更多的仪器故障或其他隐患出现，因此维修过程必须记录仪器参数变化情况、维修流程、维修思路、处理方法、更换配件等信息。

（3）维修配件记录。

在仪器故障处理过程中，如果涉及更换配件，必须使用具有来源保证的配件，特别是水路配件。原则上应使用原厂配件，以保证配件的可溯源性。

3. 工程师管理

血液透析机的日常维护和维修过程主要由工程师来完成，因此工程师的专业技术水平、工作经验、工作态度往往决定仪器维护、维修的质量。血液透析机是一种集电路、水路和血液体外循环为一体的医疗仪器，三者在系统软件的自动控制下有序工作，方能完成血液透析治疗任务。因此在开展仪器维护和维修工作时，工程师需要电子、机械、自动控制等专业知识和丰富的专业实操经验作为支持，否则维护和维修不但达不到目标质量，严重的还可能会因为工作差错造成不可挽回的损失或医疗风险。工程师的管理要求主要有以下内容。

（1）专业对口。

（2）经过专业培训并取得资格认证。

（3）专门从事血液透析机维护、维修工作，即专职工程师。

（四）医疗器械相关不良事件管理

（1）医疗器械相关不良事件定义。医疗器械相关不良事件是指获准上市的质量合格的医疗器械，在正常使用情况下发生的导致或可能导致人体伤害的各种有害事件。

（2）医疗器械相关不良事件处理流程。事件确认→分析导致不良事件的原因→提出具体解决措施→闭环管理措施。

血液透析机在使用过程中特别是集群式使用过程中，由于各种原因会导致差错或医疗器械不良事件的发生，正确处理不良事件往往是血液透析机质量管理的有效补充。通过科学管理不良事件，及时发现血液透析机质量控制过程中的不足，并不断完善相关管理措施，从而实现更高的质量控制目标。

三、透析耗材管理

（一）透析耗材管理原则

（1）血透室根据质量控制、感染控制要求制定透析耗材管理制度，明确规定透析耗材管理人员职责、透析耗材的存放要求、出入库登记及处理规范。

（2）耗材管理人员由科室主任、血液净化中心护士长和一名管理员组成，护士长根据每月透析耗材使用情况申请领取，领回后由管理员登记入库。管理员定期检查耗材有效期及外包装，做到有序放置，有序使用。

（3）耗材使用过程登记时，须把条形码信息登记或粘贴到透析治疗单中，方便出现不良反应时进行溯源登记。

使用过的耗材按医疗废物处理规范处理。

（二）透析耗材存贮条件

透析耗材的库房保持干燥整洁，温度适宜，室内设空气净化及温湿度计，要求室温不低于24 ℃，湿度低于70%，物品存放距地面20 cm以上，距墙面5 cm以上，距顶面50 cm以上，以保证透析耗材存放质量。

（三）透析耗材提取、发放和使用流程

透析耗材提取、发放和使用流程如图1-4-1所示。

（1）护士长向器械科提交耗材领取申请，器械科派人将透析耗材送至血液净化中心，耗材管理员核对后填写"耗材出入库登记表"（表1-4-1）。

（2）护理员准备好每班患者所需透析耗材的品种及数量，用清洁车发放至各治疗间，当班护士接收后将本班患者所用的透析器及管路数量记录于"耗材发放登记表"（表1-4-2），并双方签名。

（3）护士遵医嘱从清洁车取用透析器及管路，使用前检查外包装有无破损或漏气及有效期、批号、名称等，并记录于"一次性透析（外出）耗材使用登记表"（表1-4-3）。

（4）急诊加班由值班护士自取透析耗材，并记录于"一次性透析（外出）耗材使用登记表"（表1-4-3）。

（5）使用过程中严密观察，如有不良反应及时处理并上报器械科。

（6）使用后的透析器及管路按医疗废物处理规范处理。

（7）每月月底护士长与耗材管理员对透析耗材进行清点，记录剩余的透析耗材数量，做好出入库统计，避免浪费。

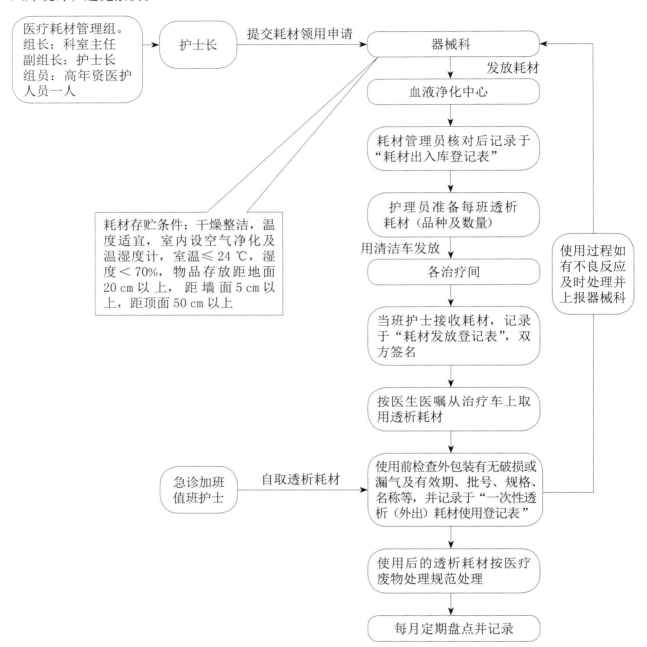

图 1-4-1　血液净化中心透析耗材提取、发放和使用流程

表 1-4-1　耗材出入库登记表

日期	物资名称	单位	生产批号	有效期	申领量	使用量	库存量	签名

表 1-4-2 耗材发放登记表

日期	机号	F14	F15	F16	川澄 KF-15C	贝朗 HIPS15	东丽 PES16HF	佩尼 PES16HF	尼普洛 SUREFLU X150G	朗生 LST-60A	透析管路	置换液管	发放者	接收者	备注

表 1-4-3 一次性透析（外出）耗材使用登记表

日期	姓名	透析器/灌流器/血滤器/血浆分离器					管路						签名
		名称	有效期	批号	条形码	消耗数	名称	有效期	批号	条形码	消耗数	有无破损	

四、药品管理

（一）药品管理原则

（1）根据质量控制管理规范要求，为维持性血液透析患者服务的理念，血液净化中心明确规定透析患者在透析中所需的药物由血液净化中心统一领取存放。

（2）护士长指定专人做好药品的领取和管理工作，保证患者正常用药，避免患者居家储存药品不当而影响药效。

（3）患者在使用药品过程中如果出现不良反应，由当班医生或护士负责记录于透析病历本、由患者所在科室上报药品相关不良反应，并做好交接班记录。

（4）肾内科以外的科室过来的患者有使用透析药品需求的，先由血液净化中心医生开具医嘱，再由患者所在科室派人领药并补交回血透室。

（5）门诊透析患者使用的药品，由患者提前到门诊交费并交回待领药处方记账至血液净化中心，血液净化中心安排专人收集汇总，统一领取存放。

（6）科室存放的药品，由专人管理，每月盘点，避免药品过期失效。

（二）药品存贮条件

肝素、低分子量肝素、促红细胞生成素、蔗糖铁注射液、尿激酶等需要放冰箱冷藏（通常温度为 4 ℃），以免影响药效；其他药品常温、干燥、通风放置于药柜。

（三）药品管理流程

药品管理流程如图 1-4-2 所示。

（四）血透室常用药品

（1）抗凝剂：肝素钠注射液、低分子量肝素钠注射液、那屈肝素钙注射液、达肝素钠注射液。

（2）纠正贫血的药品：重组人促红细胞生成素、蔗糖铁注射液。

（3）其他药品：骨化三醇注射液、注射用尿激酶、50% 葡萄糖注射液、10% 葡萄糖酸钙注射液、地塞米松磷酸钠注射液等。

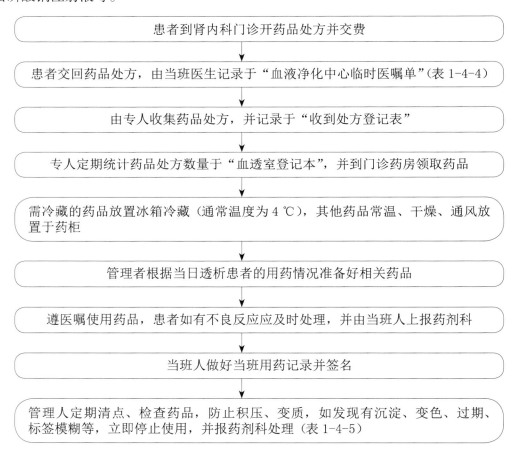

图 1-4-2　药品管理流程

表 1-4-4　血液净化中心临时医嘱单

姓名：_____　　　　　　ID 号：_____

日期	治疗模式			常用药						备注	医生签名	护士签名
	血液透析	血液透析滤过	血液灌流	肝素钠注射液	低分子量肝素钠注射液	那屈肝素钙注射液	蔗糖铁注射液	重组人促红细胞生成素	骨化三醇注射液			

患者透析总次数、相关药物总数：

表 1-4-5 血液净化中心药品（试剂）有效期管理登记表

检查时间	药品（试剂）名称（含规格）	有效期	生产厂家（供应商）	监测人签名	复核人签名
总结分析：					

注：填写要求为列出科室内有效期为 3 个月的具体药品（试剂），无则填写"本月无"。

（黄智文、杜炳坚、黄瑞芳、韦杏雪）

第五节　血透室透析数据监控

一、国家数据监控要求

（一）CNRDS 系统登录前必读

（1）每个血液净化中心和联系人之间是一一对应的，每个中心只能有一个联系人，每个联系人只能对应一个中心。

（2）关于"交流论坛"的用户名和密码，请系统用户使用与 CNRDS 系统相同的用户名及"123456"的初始密码登录"交流论坛"，并选择成为论坛的高级用户，登录论坛后请务必尽快修改密码（CNRDS 与交流论坛用户名相同，密码可以分别设置，请牢记）并绑定邮箱（很重要，用于找回论坛密码）。单独通过"交流论坛"只能申请论坛的普通用户，无法在除"肾友互动"和

"创新产品"外的版面发帖讨论。

（3）故障原因和解决办法。确认 IE 浏览器版本在 IE9 以上，推荐使用 360 浏览器或谷歌浏览器（如果用户自行设置了屏蔽弹出窗口功能，请关闭）。

（4）有任何问题，可以发邮件至 cnrds2018@126.com，或进入 CNRDS 论坛进行交流。

（5）为了系统稳定和数据安全，CNRDS 工作组决定每周日中午 12 点至周一上午 8 点为 CNRDS 系统设备维护时间，届时会对 CNRDS 系统和相关硬件进行维护。

（二）建立院级用户名及密码

通过卫生健康委员会和评审专家评审合格，取得医疗机构执业许可证后联系广西血液净化治疗中心（电话 0771-2186775）获取 CNRDS 系统的账号及密码（登录后更改为自用密码，及时填写本中心及患者信息）。

（三）病例分类

（1）临时病例：本院透析时间 < 3 个月。

（2）长期病例：本院透析时间 ≥ 3 个月。

（3）床边治疗及中毒等透析患者，均需要录入 CNRDS 系统。

（四）完善资料

（1）中心信息资料：设备管理，人员管理，日常维护。

（2）患者信息资料：询问患者，查询患者入院资料、血液透析信息系统（本院系统）或纸质病历。

①完善患者的基本情况、既往病史、诊断信息。

②完善患者的血透信息，包括通路（每半年更新）、透析处方、抗凝剂、干体重、透析充分性、合并其他净化模式（每季度更新）、血压（每月更新）。

③完善患者的治疗信息（每季度更新）。

A. 红细胞生成刺激剂（erythropoiesis-stimulating agent，ESA）。

重组人红细胞生成素 α、重组人红细胞生成素 β、达依泊汀、持续性红细胞生成素受体激动剂、缺氧诱导因子稳定剂等。

B. 铁剂。

口服：多糖铁复合物、复方硫酸亚铁叶酸片、琥珀酸亚铁片等。

静脉给药：蔗糖铁、右旋糖酐铁、葡糖醛酸铁等。

C. 抗高血压药。

钙通道阻滞剂、血管紧张素转化酶抑制剂、血管紧张素 II 受体阻滞剂、α 受体阻滞剂、β 受体阻滞剂、α–β 受体阻滞剂、中枢性降压药、利尿剂等。

D. 轻微脑功能失调（minimal brain dysfunction，MBD）干预药。

维生素 D 及衍生物：骨化三醇、阿法骨化醇、帕立骨化醇等。

含钙的磷结合剂：碳酸钙、醋酸钙、葡萄糖酸钙等。

含铝的磷结合剂：氢氧化铝、硫糖铝等。

不含钙、铝的磷结合剂：碳酸镧、司维拉姆等。

拟钙剂：西那卡塞等。

其他药物：鲑鱼降钙素、重组人生长激素、二膦酸盐等。

E. 其他药物治疗。

营养支持药物：左旋肉碱、叶酸、α– 酮酸、高能营养补充液等。

降脂药物：他汀类、贝特类、烟酸类、胆酸螯合剂、胆固醇吸收抑制剂等。

抗血小板药物：阿司匹林、双嘧达莫（潘生丁）、噻氯匹定、氯吡格雷等。

④完善患者的实验室检查（每季度更新），包括血常规、骨矿物质代谢、铁代谢、生化检查（透析前）、营养与炎症、传染病学指标等。其中，血红蛋白、血总钙、血磷、全段甲状旁腺激素、血清铁、铁总结合力、血白蛋白、C 反应蛋白、前白蛋白、β_2 微球蛋白、乙肝病毒表面抗原、丙肝病毒抗体、梅毒、人类免疫缺陷病毒抗体是必填项目。

⑤完善患者的辅助检查（每半年更新）：胸部 X 线检查、心电图检查、超声心动图检查、颈动脉超声检查。

（五）更新患者的治疗状态

如果患者转出或退出透析，更新透析状态并及时填报。

（六）数据对比

CNRDS 系统可以自动汇总数据并进行数据对比（横向与上一年度对比，纵向与上月对比）。

（七）数据提取和检查

国家每年度会定期提取数据，区级质控中心不定时检查是否有错漏和及时填写。

（八）数据管理

分小组专人管理日常数据，发现问题并解决问题。

二、广西数据监控要求

年度血液净化数据上报，目前通常采取扫描二维码的形式上报。该数据报表作为广西资质血透室的年度考核指标之一，由各血透室的负责人填写，每家医院只有一次填写机会，应在仔细了解填报的各项要求、准备好相关数据后再填写。例如，2019 年上报数据内容包括以下项目。

（1）医院名称。

（2）全区编号（每年由广西血液净化治疗质量控制中心设定）。

（3）归属管辖，医院性质。

（4）医院等级类型。

（5）医院诊疗范围归属。

（6）血透室负责人姓名。

（7）血透室负责人手机号码。

（8）血透室现有资质的获得时间。

（9）批准的机器台数（医院执业证书上批准开设的透析机器台数）。

（10）实际机器台数（目前实际开展治疗的机器台数）。

（11）本中心设置的传染病阳性患者使用的机器总数。

（12）传染病阳性患者使用的机器（乙肝、丙肝、梅毒、艾滋病、结核病患者分别使用和混合使用的机器）台数。

（13）资质医师人数（本血透室固定执业、同时经 3 个月三甲医院培训后取得血透诊疗资质的医生人数）。

（14）资质护士人数（本血透室固定执业、同时经 3 个月三甲医院培训后取得血透诊疗资质的护士人数）。

（15）资质工程师人数（本血透室固定执业、同时经 3 个月三甲医院培训后取得血透诊疗资质的专职或兼职工程师）。

（16）每周开设的血透诊疗班次（如某天开设上午、下午、晚上的班次，计算为 3 个班次，统计周一至周日常规开展的所有班次后填写总数，临时加班的不统计）。

（17）按实际血透室工作量计算需要的医生人数（国家 2020 版新 SOP 中提出：每班次至少要有 2 名执业医师在岗，每名医师每班次管理稳定患者不超过 30 例，满足《中华人民共和国劳动法》要求）。

（18）按实际血透室工作量计算需要的护士人数（国家 2020 版新 SOP 中提出：每名护士每班次负责 5 名患者，满足《中华人民共和国劳动法》要求）。

（19）全年血液净化治疗总例次。

（20）血液透析（HD）例次（如果有联合治疗的，如"HD + HP"，按 1 次 HD 和 1 次 HP 分别计算）。

（21）血液透析滤过（HDF）或血液滤过（HF）例次。

（22）血液灌流（HP）例次（本血透室未开展的填写"0"，如果有联合治疗的，如 HD + HP，按 1 次 HD 和 1 次 HP 分别计算）。

（23）连续性肾脏替代治疗（CRRT）例次（只计算血透室承担的 CRRT 治疗，不包括其他科室如 ICU 自行承担的治疗。本血透室未开展的填写"0"，患者 1 次连续治疗超过 24 小时，每 24 小时计算为 1 次，不足 24 小时的按 1 次计算；透析过程中出现凝血需要更换透析器或透析管路的按 1 次计算；下机后因为病情需要间隔一段时间重新上机的，按实际次数计算）。

（24）其他血液净化治疗例次（HD、HF、HDF、HP、CRRT 以外的血液净化治疗例次）。

（25）全年接纳的血液净化患者总人数（填写本年度 1 月 1 日至 12 月 31 日，在本血透室进行过至少 1 次血液净化治疗的患者总人数，包括治疗 1 次的患者和 CRRT 患者）。

（26）年末维持血液净化治疗的患者人数（填写截至本年度 12 月 31 日仍然存活的、在本血透室维持血液净化治疗超过 3 个月的患者人数）。

（27）年度新增透析患者人数（本年度 1 月 1 日至 12 月 31 日本中心接诊的首次透析的患者人数，不包含既往已经在其他医院透析过的患者。未统计的记录为"0"）。

（28）年度新增的透析患者中使用内瘘的人数（本年度 1 月 1 日至 12 月 31 日本中心接诊的首次透析的患者中，以动静脉内瘘作为血管通路的患者人数。未统计的记录为"0"）。

（29）本中心监控的严重不良事件的发生例次（只填写例次，严重不良事件指危及生命需要特殊处理、严重功能障碍、导致住院、导致胎儿畸形、导致死亡等情况的不良反应。SAE 严重不良事件应上报国家或广西药品监督管理局）。

（30）严重不良事件的发生类型中，发生数量占据前 3 位的诊断分别是什么。

（31）全年维持性透析患者监测血压的人数（包括因死亡、肾移植、转腹透等退出治疗的曾经维持血液净化治疗足 3 个月的患者人数）。

（32）维持性透析患者血压监测达标人数［家中监测血压或上机前血压值在（90 ～ 150）/（60 ～ 90）mmHg 范围的维持性透析患者人数，以患者年度最新一个月的统计数据为准］。

（33）血压达标率（血压达标率＝维持性透析患者血压监测达标人数 ÷ 全年监测血压的维持

性透析患者人数 ×100%，计算结果保留两位小数）。

（34）全年监测血红蛋白的总人数（包括曾经维持血液净化治疗足 3 个月的患者在退出血液净化治疗前监测到的人数）。

（35）维持性透析患者血红蛋白监测达标人数（以年度最后 1 次血常规检验结果为准，血红蛋白值在 110 ～ 120 g/L 范围的维持性透析患者人数）。

（36）血红蛋白达标率（血红蛋白达标率＝维持性透析患者血红蛋白监测达标人数 ÷ 全年监测血红蛋白的维持性透析患者人数 ×100%，计算结果保留两位小数）。

（37）监测甲状旁腺激素的总人数（如果本院未开展甲状旁腺激素检验项目，但是能送外院检验的结果也可纳入计算范畴。如曾经维持血液净化治疗足 3 个月的患者退出治疗，退出前的最后一次检验结果纳入计算范畴）。

（38）甲状旁腺激素监测达标人数（以年度最后 1 次甲状旁腺激素检验结果为准，甲状旁腺激素值在 100 ～ 300 pg/mL 范围的维持性透析患者人数）。

（39）甲状旁腺激素达标率（甲状旁腺激素达标率＝维持性透析患者甲状旁腺激素监测达标人数 ÷ 全年监测甲状旁腺激素的维持性透析患者人数 ×100%，计算结果保留两位小数）。

（40）全年维持性透析患者监测营养状况人数（包括曾经维持血液净化治疗足 3 个月的退出患者，营养状况以血清白蛋白来评估）。

（41）维持性透析患者营养状况达标人数（血清白蛋白在 35 g/L 以上，以年度最后 1 次检验结果为准）。

（42）营养状况达标率（营养状况达标率＝维持性透析患者血清白蛋白监测达标人数 ÷ 全年监测血清白蛋白的维持性透析患者人数 ×100%，计算结果保留两位小数）。

（43）感染指标发生阴转阳变化的例次（如果患者年度内乙肝、丙肝、梅毒、艾滋病检测发生阴转阳的变化，均计算感染指标阴转阳的患者人次。同一患者发生两种不同病毒的阴转阳，计算为 2 次）。

（44）自查分析感染指标发生阴转阳变化的可能原因（请分析本中心阴转阳可能存在的原因）。

（45）维持性血液净化患者内瘘使用率（维持性血液净化患者内瘘使用率＝本年度最后一次血液净化使用内瘘的人数 ÷ 本中心全年维持性血液净化治疗患者人数 ×100%，计算结果保留两位小数。监测维持血液净化治疗足 3 个月的患者，包括流动的患者）。

（46）本中心血管通路治疗开展情况。

①腕部自体内瘘（AVF）手术。

②高位自体动静脉内瘘手术。

③转位自体动静脉内瘘手术。

④内瘘堵塞或狭窄修补重建手术。

⑤经皮腔内血管成形术（PTA）手术，俗称球囊扩张手术。

⑥移植物动静脉内瘘（AVG）手术，俗称人工血管内瘘手术。

⑦带隧道和涤纶套导管（TCC），俗称长期血透导管。

⑧无隧道和涤纶套导管（NCC），俗称临时血透导管。

⑨自体内瘘堵塞药物溶栓。

⑩人工血管内瘘堵塞药物溶栓。

（47）有无开展长期导管预防性溶栓（预防性溶栓指带涤纶套导管在使用过程中需每月使用尿激酶封管，以预防导管血栓形成）。

有关广西血透资质准入及规模扩大检查要求的公共文件，或质控中心召开会议的课件，可以联系广西血液净化治疗质量控制中心（0771-2186775），或登录"广西血液净化治疗质量控制中心公共邮箱"查看、下载。

三、血透室透析数据监控流程

分小组专人管理日常数据，发现问题并解决问题。

（一）每月质控单据

重点环节及安全相关高危因素监控（每月科内检查反馈）包括以下方面。

（1）不良事件监控。

（2）医院感染管理。

（3）输血反应监控。

（4）血管通路及药物管理。

（5）透析设备机器耗材管理。

（6）传染性疾病监控。

（7）质控指标数据库管理。

（8）分析存在的问题，提出改进措施。

（二）年度质控数据

（1）总维持性血液透析患者的数量（血液净化总例次）。

（2）总维持性血红蛋白 ≥ 100 g/L 患者数量（控制率）。

（3）血红蛋白 110 ～ 120 g/L 患者数量。

（4）血钙 2.10 ～ 2.50 mmol/L 患者数量。

（5）血磷 1.13 ～ 1.78 mmol/L 患者数量。

（6）iPTH ＜ 300 pg/mL 患者数量。

（7）iPTH 100 ～ 300 pg/mL 患者数量。

（8）血清白蛋白＞ 35 g/L 患者数量。

（9）新增乙肝患者数量。

（10）新增丙肝患者数量。

（11）年末存活患者数量。

（12）血压控制［（90 ～ 150）/（60 ～ 90）mmHg］达标率。

（13）维持性血透患者的死亡例数（透析 1 年内的死亡数）。

（14）血透中严重并发症发生例数。

（15）血透患者乙肝或丙肝阴转阳病例数。

（16）血透转腹透例数。

（17）血透转肾移植例数。

（18）血管通路使用例次：动静脉内瘘、中心静脉血透导管、直接穿刺。

（19）腹膜透析例数。

（三）血液透析相关常用统计指标

（1）透析例次（每月 / 年度汇总）：血液透析（HD）、血液透析滤过（HDF）、血液灌流（HP）、高通量血液透析（HFD）、床边治疗（CVVH）、血浆置换（PE）、免疫吸附、血浆吸附、血液滤过（HF）、单纯超滤（UF）。

（2）维持性透析患者血管通路（例次），包括直接穿刺、内瘘、临时导管、长期导管。

（3）维持性透析患者（例数）。

①血管通路：直接穿刺、内瘘、临时导管、长期导管。

②抗凝剂：肝素、低分子量肝素钠、低分子量肝素钙、达肝素、无肝素等。

③血压控制情况：血压正常、高血压、低血压。

（刘景景、张燕飞）

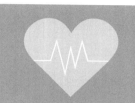

第二章
血液净化患者诊疗质控细则

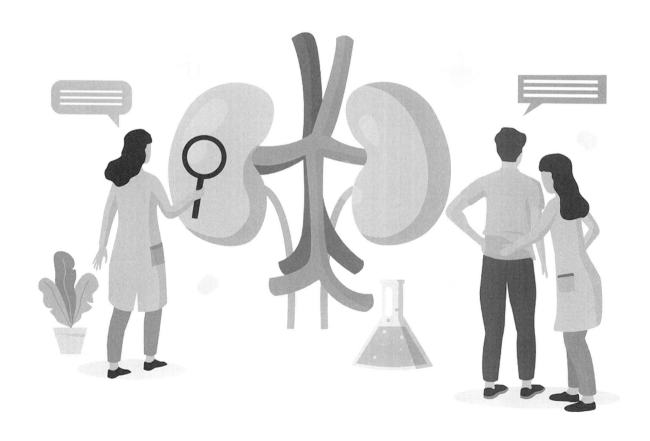

第一节　血液净化通路的建立与维护

一、血管资源的保护

血管通路是尿毒症患者的生命线，而自体动静脉内瘘是最好的血管通路。自体动静脉内瘘的成功建立离不开好的血管条件。而注射、抽血等血管穿刺对血管壁的损伤是永久性的，因此务必保护好慢性肾衰竭患者双上肢血管，避免腕关节以上部位的血管穿刺，为将来建立自体动静脉内瘘提供条件。

二、血管通路方式的选择

（一）最佳选择

自体动静脉内瘘的选择顺序：腕部桡动脉 – 头静脉内瘘→肘部肱动脉 – 头静脉内瘘→转位肱动脉 – 贵要静脉内瘘。

自体动静脉内瘘是公认的最佳的永久性血管通路，具有流量好、并发症少等优势。因此，确诊终末期肾脏病需要血液净化治疗，首先应评估患者自身的血管情况，对于血管条件能建立自体动静脉内瘘的患者，应首选建立自体动静脉内瘘。建议慢性肾衰竭患者肾小球滤过率（glomerular filtration rate，GFR/eGFR）小于 25 mL/min 或预计半年内进入透析的患者，提前建立好动静脉内瘘，做好透析前准备，避免进入透析时以导管作为过渡带来的各种导管相关并发症，且在血管条件允许时，建议首选非惯用侧手臂建立动静脉内瘘。

有指南提出建立自体动静脉内瘘的血管条件：预期选择的静脉直径 ≥ 2.5 mm，预期选择的动脉直径 ≥ 2.0 mm。但经过血管通路医师多年的实践与探索，发现当头静脉和桡动脉的直径 < 2 mm 时，如果预期选择的血管弹性好，且动脉通畅，亦能成功建立标准自体动静脉内瘘。

对于头静脉和桡动脉条件欠佳，无法建立标准自体动静脉内瘘的患者，考虑建立高位瘘和转位瘘。中心静脉导管或起搏器置入者，因可能存在中心静脉狭窄和血管通畅性减低风险，应尽量选择对侧肢体建立血管通路。

（二）次要选择

（1）人造血管内瘘或生物材料移植物内瘘，包括前臂袢型移植血管内瘘、直型搭桥内瘘、上臂搭桥内瘘。上肢血管耗竭可选择下肢血管建立人造血管内瘘。

（2）对于没有条件建立自体动静脉内瘘的患者，考虑建立人造血管内瘘。人造血管内瘘建议在患者透析前 3 ～ 6 周搭建。由于人造血管内瘘价格较贵，手术前充分评估拟行人造血管的上肢血管情况，行物理检查结合血管彩超检查，必要时进行血管造影（可同时了解中心静脉通畅情况）。拟做吻合的动静脉，建议选择管径大于 3 mm 的血管，以提高手术成功率。

（3）尽量避免采用长期导管，但无法建立人造血管内瘘或移植物内瘘时，长期血液透析血管通路可考虑隧道式中心静脉导管。临时导管应当只用于急性透析和住院患者短期留置，无涤纶套股静脉导管建议只用于卧床患者，对于计划肾移植的患者，避免留置股静脉导管。长期导管不要留置在有等待成熟的瘘管同一侧。带涤纶套隧道导管的最佳插入部位是右颈内静脉，其他入路可考虑右颈外静脉、左颈内静脉、左颈外静脉、锁骨下静脉、股静脉和跨腰静脉。锁骨下静脉只在无其他部位可用时选用。

三、血管通路的建立时机和定期检测

（1）慢性肾衰竭患者肾小球滤过率低于 25 mL/min，或预计 6 个月内将进入透析的患者，应提前建立自体动静脉内瘘，避免进入透析时过度使用血透导管及血透导管带来的各种并发症。

（2）自体血管条件差无法建立自体动静脉内瘘，拟建立人造血管内瘘的患者，进入透析前 3 ～ 6 周需建立好人造血管内瘘。

（3）血管通路建立后，若有条件建议术后 3 个月内每月进行血管彩超以检测内瘘情况，此后建议每 3 个月检测 1 次。人造血管内瘘建议每月检测，以便早期发现内瘘狭窄等相关并发症并处理，减少内瘘失功的发生。

四、内瘘成熟的标准

内瘘成熟标准：内瘘自然血流量＞ 500 mL/min，直径＞ 5 mm，皮下深度＜ 6 mm。所有内瘘均建议成熟后再进行穿刺，减少穿刺渗漏形成血肿的风险。

五、内瘘的维护

（一）促进内瘘成熟

（1）远红外线联合多磺酸黏多糖乳膏促进内瘘成熟。内瘘建立术后，用 220 V、100 W 的宽谱红外线治疗仪照射，距肢体 30 ～ 40 mm，每次照射 30 min，每周照射 3 次。照射完毕后，挤花生米大小的多磺酸黏多糖乳膏于中食指腹，顺时针方向均匀涂抹内瘘及其周围直径 5 ～ 6 cm 的皮肤组织，轻轻按摩 15 ～ 20 min，直至药膏由白色变为无色并完全吸附于皮肤，力度以能触及血管震颤为宜，每日 3 次，持续 3 个月。

（2）内瘘功能锻炼。握球操：内瘘术肢手握弹力球，用力将球压扁，3～5 s 后将球放开，每日反复 500 次。

（二）内瘘功能护理

1. 医护人员护理

术前可提前锻炼术肢，改善血管条件。术肢禁止测血压、穿刺抽血、输液，注意避免敷料过度包扎而压迫血管，压迫术肢、低血压等易致内瘘堵塞。内瘘穿刺技术亦是影响其功能的关键一环，穿刺部位应经常更换，避免同一部位反复穿刺导致血管纤维化狭窄而影响内瘘功能；透析结束先拔针后压穿刺针扣，避免边压迫边拔针引起穿刺针对血管的损伤。

2. 患者日常检查和维护内瘘功能

（1）患者需每日自行检查内瘘功能，学会触摸血液流动的震颤感，并学会将内瘘放至耳边听血管杂音。建议至少每 6 小时检查 1 次，若内瘘震颤和杂音减弱或消失，可能为内瘘堵塞，需尽早就诊。

（2）若内瘘出现异常疼痛，可能为内瘘堵塞的征象，应避免内瘘术肢佩戴手表和饰品、环挂提包，避免穿袖口太紧的衣服，避免将术肢手枕在头后；侧睡时避免睡向内瘘术肢一侧导致内瘘受到重压。

（3）避免使用内瘘术肢抽血、量血压，避免与尖锐物品碰撞。

（4）若不小心割伤内瘘侧肢体导致大量出血，立即压迫止血并就医。

（5）若内瘘血管过度膨出，在不影响血管血流情况下，可使用护腕保护血管。

（6）避免抽烟，香烟中的尼古丁可导致血管收缩而影响内瘘功能。

3. 透析治疗前患者须知事项

（1）可用温热毛巾适当热敷内瘘处，可使用远红外线照射热疗养。

（2）注意控制体重增长，2 次透析间体重增长不超过 5%，避免透析脱水过多导致低血压而影响内瘘功能。

（3）透析前可用肥皂清洗内瘘处，以减少穿刺感染的风险。

（4）透析结束拔针后 4～6 小时内，避免内瘘术肢过度施力或做握球运动。

（5）若内瘘处或穿刺处出现红肿热痛、出血流脓、麻木感，应及时就医，排除内瘘感染及其他并发症。

六、血管通路并发症的处理原则

（一）血栓形成处理

积极进行宣教，让患者明白一旦发现内瘘震颤和杂音减弱或消失，立刻来院进行处理。B 超检查确定内瘘血栓形成，且内瘘堵塞时间在 6 小时以内，建议使用尿激酶进行溶栓；堵塞时间在 12 小时以内仍可尝试溶栓，但溶栓成功率下降。溶栓过程中建议每半小时检查内瘘震颤和杂音情况，若有条件，建议同时进行血管彩超检查。

对于错过溶栓时机或溶栓失败的患者，可考虑动脉内瘘切开取栓术。无法行内瘘取栓术的患者，若内瘘血栓距离吻合口较近，可选择动静脉内瘘重建术使血管再通；若术后血管彩超评估内瘘通畅，且血流量大于 600 mL/min，可于术口无活动性出血后开始使用重建的内瘘进行透析，但不建议重建手术当天使用重建后的内瘘进行透析。

对于无法行动静脉内瘘重建术的患者，可考虑行高位瘘或对侧肢体动静脉内瘘手术。

（二）动静脉内瘘狭窄处理

内瘘狭窄是最常见的并发症之一。经皮动静脉内瘘球囊扩张术（PTA）可作为所有类型动脉狭窄的主要治疗方法，但狭窄处距离吻合口 2 cm 以下的 Ⅰ 型狭窄，建议首选费用低、成功率高的动静脉内瘘重建术。PTA 建议用于狭窄处距离吻合口 2 cm 以上的 Ⅱ 型狭窄。

对于存在狭窄但血流量尚未下降到 600 mL/min 以下的内瘘，可行预防性 PTA。预防性 PTA 的指征：无论是静脉流出道或动脉流入道的狭窄大于 50%，伴有临床上或生理学的异常，都应采用 PTA 或手术修复。异常表现包括血流量减少、静态压力增加、瘘管再循环影响透析充分性，或体检发现异常。只有定期对患者内瘘情况进行评估，包括物理检查和血管彩超检查，才能及时发现内瘘早期异常，从而预防性行 PTA，防止内瘘失功的发生。此外，对于动静脉内膜增厚引起的内瘘狭窄，可考虑行动静脉内膜剥脱术。

（三）其他并发症处理

（1）内瘘流量过大。动静脉内瘘流量过大，引起心功能不全症状，或内瘘血管扩张明显，内瘘血流量大于 2000 mL/min，建议行动静脉内瘘缩窄术。

（2）内瘘分支过多。若内瘘分支过多导致内瘘血流量分流过大，内瘘主干血流量不足，可行动静脉内瘘交通支结扎术。

（3）内瘘感染。建议暂停穿刺内瘘，可口服抗生素治疗。若症状较轻，只是内瘘表面皮肤软组织感染，可选用二代头孢；若出现发热等败血症症状，建议使用万古霉素。根据药敏结果及治疗效果调整抗感染方案，抗感染疗程 2 周以上，严重者延长至 4 周。

（4）肿胀手综合征。静脉回流受阻或动脉血流影响造成的肢体远端静脉回流障碍可导致肢体肿胀。术后早期肿胀可抬高肢体、握拳增加回流，术后 2～4 周肿胀可能消退；若肿胀长期不消退，出现肢体淤血缺氧（表现为患肢颜色较对侧加深）甚至出现坏疽，需及时处理，可考虑使用 PTA 扩张开通堵塞的回流静脉，使静脉回流恢复，必要时结扎内瘘。

（5）窃血综合征。合并糖尿病的患者更容易出现，与动静脉内瘘术后远端肢体动脉血供减少有关。经过观察，术后早期出现窃血综合征，如术肢末端麻木、皮温下降、疼痛，静脉使用前列地尔可使患者症状减轻直至消失。若症状长期不缓解，必要时减小内瘘吻合口直径，减少内瘘血流量。

（6）血管瘤或假性动脉瘤形成。可考虑切除血管瘤后重新吻合，重建内瘘；或梭形切除部分血管瘤壁后再重新吻合。

（四）人造血管内瘘并发症处理

人造血管内瘘术后，患者应每月对内瘘进行物理检查和血管彩超检查，一旦发现早期并发症应及时处理。

（1）血栓形成。新鲜血栓可用尿激酶溶栓，建议动脉端和静脉端分别进行穿刺溶栓；对于溶栓效果欠佳的患者，可采用抽吸血栓联合 PTA 及术中尿激酶溶栓的方法使人造血管再通。

（2）人造血管内瘘狭窄。建议行 PTA 解除狭窄，适应证同自体动静脉内瘘，预防性 PTA 指征亦同自体动静脉内瘘。

（3）移植物瘘管表面感染。首次使用抗生素要覆盖革兰氏阳性菌和革兰氏阴性菌，后续治疗根据细菌培养结果决定，切开引流可能有益。移植物瘘管深部感染必须采用抗生素恰当治疗，并切除感染的移植血管。

（五）导管主要并发症处理

（1）导管功能不良。导管血流量小于 300 mL/min，或泵前动脉压小于 250 mmHg，可认为导管功能不良，但儿童或小体重患者可以降低标准，可适当调整导管位置，必要时重新留置导管。导管重新定位、腔内滴注或保留溶栓药物，可以用于导管或皮下装置失功的处理，必要时更换导管。

（2）导管感染。立即留取分泌物做细菌培养，若出现发热等败血症症状，建议留取血标本进行培养；若临时导管出现感染，建议拔除临时导管，并留置管尖做细菌培养，然后立即使用抗生素，建议使用可覆盖革兰氏阳性菌的抗生素，疗程 2～4 周。带涤纶套导管感染患者，除了出口部位皮肤感染可口服抗生素联合抗生素外涂感染处，其余均需要静脉滴注抗生素，留取细菌培养后立即使用可覆盖革兰氏阳性球菌的抗生素，出现发热等败血症症状的患者需同时使用抗生素封管。细菌培养后根据药敏结果调整抗生素，如果治疗 72 h 效果差，尽可能更换导管，不需要等待。

动静脉内瘘规范化推广应用及功能不良防治体系流程图见图 2-1-1。

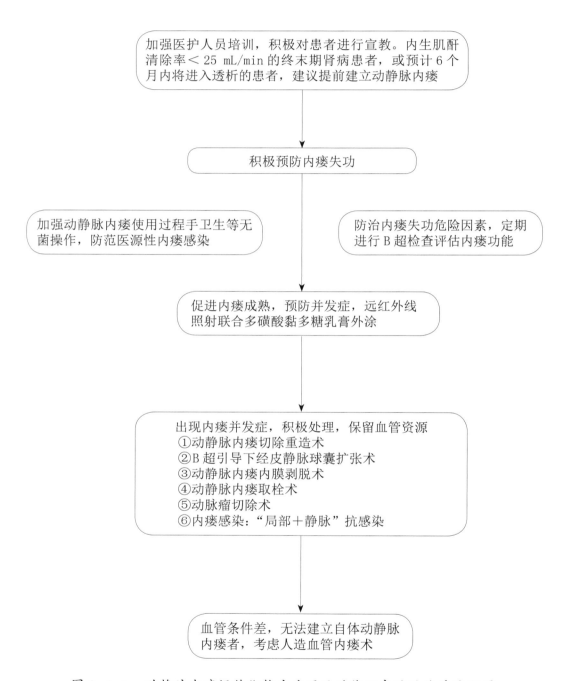

图 2-1-1 动静脉内瘘规范化推广应用及功能不良防治体系流程图

（刘园园、吴潮清）

第二节　血液净化通路的质控

一、动静脉内瘘

（一）术前质控

1.动静脉内瘘建立时机

eGFR $<$ 30 mL/（min·1.73 m^2）的慢性肾脏病（chronic kidney disease，CKD）4 期的患者（包括首次就诊时立即需要维持性透析治疗的患者），应接受肾衰竭及治疗方式选择的教育，治疗方式包括肾移植、腹膜透析、血液透析和保守治疗。患者家属及家庭护理人员也应接受上述肾衰竭治疗方式选择的教育，以取得配合和协助。

如果患者选择血液透析作为肾脏替代治疗方式，当 eGFR $\leq$ 20 mL/（min·1.73 m^2）或预计 6 个月内需进入血液透析治疗者，建议将患者转诊至血管通路医师接受相关评估，首选建立 AVF。若患者需建立 AVG，可在透析前 3～6 周建立。对于即穿型人工血管，则可推迟至需要接受透析治疗前数小时至数天。

尿毒症症状明显，支持治疗难以控制的患者应尽早实施 AVF 或 AVG 手术，残余肾功能可不作为必需的界定指标。

具体质控措施包括以下几个方面。

①建立慢性肾脏病专科门诊，CKD 3 期 eGFR $<$ 60 mL/（min·1.73 m^2）的患者均应转诊至肾脏病专科随访。

②CKD 3—4 期患者，每 3 个月到专科门诊随访一次，每 3 个月评估一次 eGFR，并评估血电解质（血钾、血钙、血磷等）、血红蛋白、甲状旁腺激素等指标，以决定动静脉内瘘建立时机。

③CKD 5 期 eGFR $<$ 15 mL/（min·1.73 m^2）的患者，每 2～4 周到专科门诊随访一次，每个月评估一次 eGFR，并进行一次全面评估，包括症状、体征、肾功能、血电解质（血钾、血钙、血磷等）、酸碱评价指标（血 HCO$_3$ 或 CO$_2$CP、动脉血气等）、血红蛋白、甲状旁腺激素等评估指标，以决定动静脉内瘘建立时机及透析时机。

④医生及护士对患者、患者家属及家庭护理人员进行慢性肾衰竭及治疗方式选择的教育，教育方式包括门诊口头教育及书面教育、填写调查问卷、分发宣教资料和手册、观看视频、讲座授课等，尽量让患者理解并接受常规肾脏替代治疗方式，做好透析治疗的心理准备和其他相关准备工作。

2. 动静脉内瘘建立准备

（1）心理准备：同上第④条。

（2）手术相关准备。

①上肢血管保护，慢性肾脏病患者应从确诊 CKD 3 期后即开始进行上肢血管保护教育，包括以下几个方面。

A. 住院患者佩戴医学警示手环。

B. 避免不必要的上肢静脉穿刺输液（尤其是 CKD 4—5 期患者），避免在上肢静脉留置套管针、锁骨下静脉置管或 PICC 等，如确需上肢静脉穿刺，可考虑手背静脉。

C. 血管条件较差的患者，可提前进行束臂握球锻炼。

D. 上肢皮肤有病变的患者，应尽早给予相应的治疗。

E. 需要安装心脏节律装置的患者，可考虑心外膜电极以保存中心静脉。

F. 建议对透析患者设计并保护其他有效血管资源，包括腹膜。

②患者血管通路整体规划。在第一次为患者建立血管通路时，就要充分评估患者的血管资源及相关情况（如病史、心脏系统等）、所在透析中心技术开展情况及患者的经济情况、医疗保险等，以便对患者血管通路的建立及维护进行整体规划。

3. 动静脉内瘘术技术准入制度

（1）手术分级。

①原位自体动静脉内瘘术、动静脉内瘘造影、动脉造影属于二级手术。

②血管转位、移位及人工血管动静脉内瘘术、中心静脉支架置入术、球囊扩张血管成形术均属于三级手术。

（2）技术准入标准。

①原位自体动静脉内瘘术。建议由主治医师及主治医师以上职称医师承担，且有参加该类手术 5 例以上经历，手术操作熟练。

②血管转位、移位及人工血管动静脉内瘘术。建议由主治医师及主治医师以上职称医师承担，且有参加该类手术 10 例以上经历，手术操作熟练，手术器械及设备使用熟练。

（二）术中质控

（1）术前一般准备。了解基础疾病（糖尿病、高血压病、冠心病、动脉硬化等），患者既往内瘘手术史、头静脉留置针史、PICC 手术史等；有无心衰症状；查看患者的血常规（血红蛋白、血小板）、血生化（钙、磷、甲状旁腺激素、肾功能、白蛋白等）、传染病四项、凝血功能、血压等指标，通过心脏彩超了解 EF 值。术前通过物理检查及彩色多普勒超声评估血管，确定手术部位及方式，标记待手术的血管走形。

（2）动静脉内瘘类型。首选 AVF，其次 AVG。

（3）动静脉内瘘的位置。原则先上肢后下肢，先远心端后近心端，先非惯用侧后惯用侧。

（4）上肢动静脉内瘘术式的优先顺序。

①AVF（包括直接动静脉吻合、静脉转位、静脉移位）：通常的选择顺序是腕部自体内瘘（桡动脉 – 头静脉）、前臂转位内瘘（桡动脉 – 贵要静脉转位、肱动脉 – 贵要静脉转位、肱动脉 – 头静脉转位）、肘部自体内瘘（肱动脉 – 头静脉、肱动脉 – 肘正中静脉、肱动脉 – 贵要静脉）。

②AVG：通常的选择顺序是前臂移植物（U 形祥优于直形）、上臂 AVG。

③前臂血管耗竭：可考虑选择前臂 AVG 或上臂任意类型的血管通路。建议先行前臂 AVG，有助于加大上臂静脉口径，提高后续建立上臂 AVF 的成功率。

④上肢血管耗竭：可考虑选择躯干 AVG、下肢 AVF 或 AVG。

血管吻合方式：AVF 的血管吻合方式包括静脉 – 动脉端侧吻合、侧侧吻合、端端吻合，推荐端侧吻合方式。AVG 的血管吻合方式主要是移植物与自体血管端侧吻合。

（5）术后注意事项。

①抗血小板聚集药物或抗凝药物使用：如患者处于高凝状态或血压较低，且术后无渗血，可给予阿司匹林肠溶片、氯吡格雷等口服，也可皮下注射低分子量肝素，但应注意个体化。

②抗生素使用：不建议常规使用抗生素，但 AVG 可预防性使用抗生素。

③术后渗血：如渗血较少可轻压止血，压迫时注意保持血管震颤的存在；如渗血较多需要打开伤口，寻找出血点并结扎止血。

④功能检查：术后静脉能触及震颤，听到血管杂音。术后早期应多次检查，以便早期发现血栓形成，及时处理。还要注意观察有无肢端苍白、皮温降低等。术后血管若发生痉挛，可采取适当措施，如温盐水浸泡、局部手法按摩、罂粟碱肌注、低分子量肝素皮下注射等。

⑤适当抬高内瘘手术侧肢体，可减轻肢体水肿。与 AVF 相比，AVG 术后更需要抬高患肢以减轻水肿。

⑥每 3 天换药一次，10 ～ 14 天拆线，注意包扎敷料时不加压。

⑦注意身体姿势及袖口松紧，避免内瘘侧肢体受压。

⑧术后避免在内瘘侧肢体输液、输血及抽血。

⑨术侧上肢禁止测量血压，术后 2 周内术侧上肢禁止缠止血带。

⑩术后 24 h 术侧手部可适当做握拳及腕关节运动，以促进血液循环，防止血栓形成。术后 2 周拆线后可进行束臂握拳锻炼。

（三）术后随访质控

1. AVF 评估与监测方案

（1）物理检查。建议每次透析时均进行物理检查，包括视诊、触诊、听诊，检查内瘘杂音及震颤强弱与性质、有无感染、肢体水肿情况、有无瘤样扩张或动脉瘤、有无胸壁静脉曲张、拔针后压迫时间是否延长等，以及搏动增强试验、举臂试验等。

（2）彩色多普勒超声（CDU）检查。检查流出道、流入道及吻合口内径，内瘘自然血流量，有无狭窄、血栓、动脉瘤等。建议 AVF 术后前 3 个月每个月监测 1 次，若评估 AVF 成熟，可试穿内瘘；若 AVF 未成熟或试穿失败，需查找原因并积极处理。开始顺利使用内瘘后，每 3 个月监测 1 次，发现问题及时处理。

（3）通路血流量监测，建议每月监测 1 次。

（4）非尿素稀释法测定再循环，建议每 3 个月 1 次。

（5）直接或间接的静态静脉压检测，建议每 3 个月 1 次。

（6）有条件的单位建议监测双上肢指肱指数、指端动脉压及外周血氧饱和度，以加强通路相关性缺血综合征早期诊断，监测频率建议每 3 个月 1 次。

2. AVF 成熟的判断及 AVF 成熟不良的处理

（1）AVF 成熟的定义：指内瘘易于穿刺，穿刺时渗血风险最小，在整个透析过程中均能提供充足的血流，能满足每周 3 次以上的血液透析治疗。透析时泵控血流量低于 200 mL/min 为血流量不足。

（2）AVF 成熟判断。

①物理检查。吻合口震颤良好，无异常增强、减弱或消失；瘘体段静脉走行平直、表浅、易穿刺，粗细均匀，有足够可供穿刺的区域，瘘体血管壁弹性良好，可触及震颤，无搏动增强或减弱、消失。

②测定自然血流量 > 500 mL/min，穿刺段静脉内径 > 5 mm，皮下深度 < 6 mm。

A. AVF 成熟不良的定义：AVF 术后 12 周内瘘发育不良，不能满足透析需要，主要包括穿刺困难和（或）血流量不足。应当在手术后 6 周内开始评估 AVF 成熟情况。

B. AVF 成熟不良的处理方法：功能锻炼，结扎静脉属支，处理（流出道）静脉或（流入道）动脉狭窄（如采用球囊扩张辅助成熟等），改为近心端内瘘、AVG、静脉表浅化等。

（四）患者对动静脉内瘘的自我监护

①每日视、触、听内瘘 2 ～ 3 次。观察内瘘侧肢体有无瘀斑、渗血、肿胀，手指末端有无苍

白、发亮、麻木等，穿刺点及其周围皮肤有无红肿、渗液、流脓等；触摸和听诊内瘘走行区有无震颤及血管杂音，若震颤、杂音减弱或范围缩小，立即到医院就诊。

②每日监测血压 2 ～ 3 次，遵医嘱服用及调整降压药物，避免血压波动过大。建议血压不低于 120/60 mmHg，以免内瘘堵塞。

③每日测体重，透析间期体重变化不超过干体重的 3% ～ 5%，避免透析超滤量过多或低血压导致内瘘堵塞。

④每 1 ～ 3 个月抽血复查血红蛋白、钙、磷、甲状旁腺激素，遵医嘱调整促红细胞生成素、铁剂、磷结合剂、降甲状旁腺药物剂量，避免血红蛋白过高（建议血红蛋白不超过 120 g/L）、血管钙化等导致内瘘堵塞、狭窄等。

⑤每 3 个月到肾内科门诊或透析门诊请血管通路医师评估和监测内瘘。

⑥其他。勿在内瘘侧肢体血管进行输液、输血、注射、抽血、测血压等；养成良好的卫生习惯，保持内瘘侧手臂清洁，每次透析前用肥皂水将内瘘侧手臂彻底清洗干净；勿穿袖口过紧、过窄的衣服；勿将内瘘侧肢体枕于头下、侧睡压迫内瘘肢体；勿用内瘘侧肢体提重物；勿在内瘘侧肢体佩戴手表、饰物等。

二、血液透析导管

血液透析导管包括带涤纶套带隧道导管（TCC）和无涤纶套无隧道导管（NCC）。

（一）监控目标值

对于维持性血液透析患者的血管通路，优先选择动静脉内瘘，尽量避免使用导管。建议 TCC 使用率小于 10%，血流量小于 300 mL/min 的 TCC 使用率小于 5%。一旦使用 TCC 透析后，要求导管使用寿命达 3 个月以上；导管相关感染 3 个月发生率小于 10%，1 年内发生率小于 50%。

（二）血液透析导管的科室监控管理

（1）成立血液透析导管维护小组，成员包括透析医师、肾内科医师、护理人员等。制定血透导管质控管理相关制度、计划、方案和流程，负责方案和流程的执行、监督、检查、指导和评价。定期召开质控会议，反馈、分析、总结方案实施情况，对存在的问题提出改进措施，不断评价完善并及时提出新的方案，使系统质量循环上升。

（2）收集血透导管质控管理评价指标。

①初始资料：记录导管位置、置管时间、导管类别、导管尖端位置。

②随访资料：记录导管出口及隧道情况、导管通畅性、透析过程中导管血流量、是否需要反

接、有无中心静脉狭窄表现、溶栓时间。

③感染并发症资料：感染部位、感染病原学、抗菌药物使用情况、是否拔管、是否换管。

④导管功能不良并发症资料：发生时间、推断功能不良原因、处理方法。

⑤终点事件资料：导管脱落、拔管、换管、死亡。

（3）降低导管使用率。已有血管内瘘，使用导管过渡的透析患者，内瘘术后 6～8 周评估内瘘情况，尽早拔除过渡用透析导管；无血管内瘘，长期使用导管进行透析的患者，定期行 B 超检查以评估自体血管情况，有血管条件建瘘的患者应尽早手术建立内瘘。

（4）针对血透导管质控管理，要求管理者、医护人员、患者、患者家属均参与，全面了解血透导管质量持续改进的计划、任务、目标和进程，并积极参与解决问题，确保血透质量的持续改进。

（三）血液透析导管置管质控

（1）穿刺部位选择：TCCs 穿刺的中心静脉依次是右颈内静脉、右颈外静脉、左颈内静脉、左颈外静脉、锁骨下静脉或股静脉。

①TCC 不应置于成熟过程中的动静脉内瘘同侧。

②今后考虑肾脏移植的患者，避免在股静脉留置导管。

③有条件建立上肢动静脉内瘘的患者，不建议采用锁骨下静脉置管。

④没有条件建立动静脉内瘘，同时颈部静脉资源耗竭，TCC 锁骨下静脉留置优于股静脉留置。

（2）置管手术建议采用超声定位或超声引导穿刺置管；对于有多次置管史，置管难度大的患者，可行造影检查了解中心静脉情况，必要时在 X 线引导下置管。

（3）导管尖端位置。

①TCCs 尖端位于右心房内才能获得最佳血流量，可以通过 X 线影像学检查定位。

②NCC 尖端位于上腔静脉内，使用前最好通过 X 线影像学检查定位。

③股静脉导管尖端位于下腔静脉内，可使再循环降至最低。

（4）置管所有累积并发症（气胸、血胸、纵隔血肿、局部并发症）＜ 1%。

（四）血液透析导管维持期诊疗质控

1.NCC 留置时间

①NCC 股静脉导管用于卧床患者，原则上留置不超过 1 周，长期卧床患者可以视情况酌情延长至 2～4 周。

②NCC 颈部静脉置管原则上不超过 4 周，如果预计需要留置 4 周，应当采用 TCC。

③根据广西血液净化治疗质量控制中心经验，NCC 颈部静脉置管在供瘘成熟期间，在严格保

护的情况下，使用时间可以延长至 3 个月。

2. 导管血流量

提倡使用能够达到较大血流量的导管，即泵前血流量＞ 350 mL/min，负压不大于 250 mmHg。

3. 中心静脉导管功能不良征象

血泵流量＜ 300 mL/min，动脉压＜ –250 mmHg，静脉压＞ 250 mmHg，尿素清除率（urea removal rate，URR）＜ 65% 或 Kt/V ＜ 1.2，不能正常抽吸血液，频繁出现压力报警。对于特别的低体重患者或儿童患者，导管血流量低于体重的 1/4、无法达到充分性透析，可判断为导管功能不良。导管功能不良的常见原因为纤维蛋白鞘或血栓形成。导管回血后采用生理盐水"弹丸式注射"快速冲洗，对减少导管内血栓形成十分重要。

（1）导管预防性溶栓。我国有多起报道显示，定期采用尿激酶封管可以降低导管的血栓发生率，延长导管使用寿命，但所用尿激酶浓度差别较大（10000 ～ 50000 IU/mL），目前尚无统一认识。广西血液净化治疗质量控制中心采用 10000 IU/mL。

（2）导管治疗性溶栓。采用至少 5000 ～ 10000 IU/mL 的尿激酶，可在导管内保持 25 ～ 30 min，或保留 10 min 后每隔 3 ～ 5 min 推注尿激酶 0.3 mL，部分血栓可能需要持续滴注尿激酶 6 h。持续滴注尿激酶时，应注意监测凝血功能。

（3）反复出现导管功能不良可按以下流程处理（图 2-2-1）。

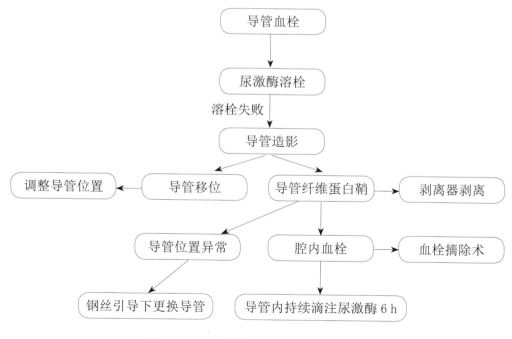

图 2-2-1　导管功能不良处理流程

4. 血透导管相关感染

包括出口感染（距离导管出口 2 cm 以内）、隧道感染（距离导管出口 2 cm 以上）、导管相关血流感染、导管细菌定植、导管相关迁移性感染（包括细菌感染性心内膜炎和化脓性关节炎、骨髓炎等）。除了出口感染，其他导管相关感染均要重视。

（1）临床怀疑为导管相关性血流感染可能，应立即行导管腔内及外周血病原学检查。不建议未经治疗即拔除感染的 TCC，以避免损失透析通路。

（2）抗生素的使用可参考图 2-2-2。

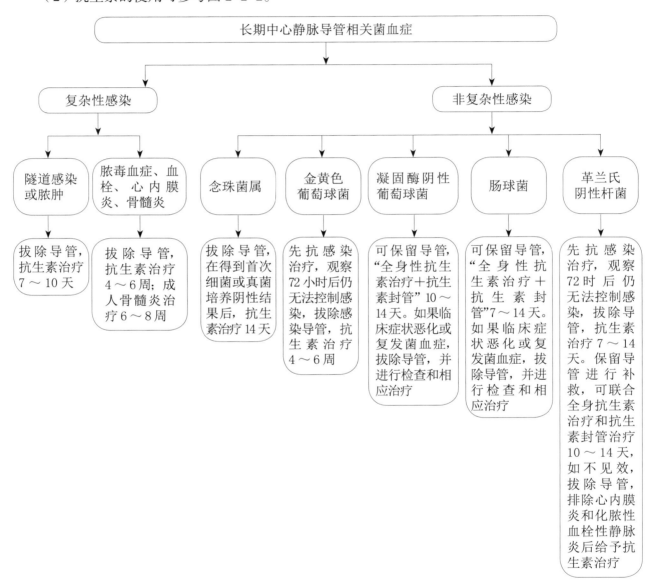

图 2-2-2　导管相关血流感染处理流程

（3）拔管指征。发生隧道感染或脓肿，由于血流感染导致脓毒血症、心内膜炎、骨髓炎，需要及时拔管；单纯血流感染，使用敏感抗生素治疗 72 h，如感染仍未有效控制，需要拔管。

5. 血透导管感染率

血透导管感染率＝发生导管感染的总例数 ÷ 使用导管总例数 ×100%

三、其他血管通路

（一）移植物动静脉内瘘（AVG）建立的时机

K/DOQI 指南建议，对于大多数病例，AVG 建立的时机为血液透析开始前 3 ～ 6 周。一般经过 3 ～ 6 周，因植入移植物产生的机体组织水肿反应已基本消失，移植物与周围组织紧密粘连愈合，它们之间的腔隙消失，内瘘血流量也达到了一定程度，可以开始穿刺使用。需要即刻开始血液透析的患者，可以先以中心静脉插管作为过渡通路再尽早建立 AVG。

（二）移植物动静脉内瘘（AVG）围手术期的管理

①AVF 是血管通路中的优选。如果无适合的静脉，AVG 可以作为重要选择，但术后可使心功能负担加重，血流量可达到 1000 mL/min。超过多少才对心功能有影响，目前尚未有明确的说法。

②如果 AVG 管腔有足够大小的内径及向心侧有足够的穿刺部位，如移植于前臂，血流量及通畅率就会较好。为保证后续的移植机会，通常的选择顺序是前臂移植物内瘘、上臂 AVG。如果在大腿进行移植，发生感染或循环异常的概率更大。

③一般来说，采用环状方式移植血管通路比直行方式对血管进行吻合有更多的穿刺面积及使用次数。

④目前有聚四氟乙烯（polytetrafluoroethylene，ePTFE）、聚亚安酯（Polyurethane，PU）和聚乙烯弹力纤维聚酯（Polyolefin—elastomer-polyester，PEP）三种移植物血管材料，其中 ePTFE 被认为在感染发生率、长期通畅率、易使用方面要优于后两者。移植物血管移植后需要 2 ～ 3 周再进行穿刺，部分患者移植后手术部位会出现水肿。PU 可以更早穿刺，早中期的通畅率与 ePTFE 类似，但是存在早期易打结的缺点。PEP 也可以早期使用，易穿刺，易止血，通畅率类似或优于 ePTFE 及 PU 材料的血管移植物。

⑤通过腋静脉或颈内静脉进行血管移植需全身麻醉。

⑥术后发生血管痉挛伴血流量异常，一般 5 min 内可缓解；如挛缩时间延长，可能出现血管闭塞，特别是高血压合并动脉硬化的患者，可予以 2000 U 肝素静脉抗凝治疗改善。

⑦AVG 术中可预防性使用抗生素，也有人认为术后 3 d 内均可以应用。

⑧AVG 术后需注意抬高患肢以利于减轻水肿，可适当配合手部活动。内瘘在术后及日后使用过程中给予远红外线照射，以促进内瘘成熟，延长通路寿命。

⑨AVG 一年的初次通畅率为 35.3% ～ 64.5%，再次通畅率为 52.0% ～ 85.5%，主要原因是狭窄后导致血管堵塞。通过监控狭窄和积极抗凝治疗后可使血管再次通畅，再次通畅率 1 年为 80%、

3 年为 60%、5 年为 40%。

（三）移植物动静脉内瘘（AVG）的日常管理

1. 穿刺法

①首先需检查 AVG 一侧的肢体是否存在红肿，注意检查局部震颤、脉搏及皮温等。

②选用 ePTFE 材料行 AVG 术后，由于移植物管壁存在较多空隙，血清渗出导致术侧肢体水肿；移植物腔内压力越大，越易出现严重持续的水肿。术后 2 周或更长时间，移植物与周围血管粘连后水肿开始消退，才可以进行穿刺。选用 PU 或 PEP 材料作为移植物，术后出现水肿的概率较小，而且更易止血。

相同部位反复穿刺易出现假性动脉瘤及移植物使用寿命缩短。尤其是 PU 材料的移植物，由于其柔软，压力过大易发生移植物血栓形成等风险。

2. 感染预防

①术前使用莫匹罗星软膏治疗耐甲氧西林金黄色葡萄球菌携带者，AVG 手术要求无菌。

②不能忽视临床红肿、疼痛等感染症状，特别是 AVG 术后，如怀疑感染，应该采取措施避免血液感染发生。

③穿刺存在感染风险，感染后易缩短血管通路寿命，因此需要采取措施预防感染。在透析中心，AVG 患者可以使用无菌纱布来预防感染；一旦发生感染，很难痊愈，通常要清除移植物。

④皮肤消毒首先使用酒精，然后用 10% 聚维酮碘溶液持续消毒 2 ～ 3 min，也可以两者配合使用。

⑤行 PTA 手术时，血管内植入带球囊扩展导管，一般需要 70 cm 以上无菌范围铺单以防止感染发生。

3. 功能监测

①AVG 功能的评估主要通过定期的物理检查，穿刺时止血情况也是评估内容。血管通路功能的监测手段包括每周评估震颤、杂音情况，对内瘘血管进行触诊，检查是否狭窄、内瘘口是否肿胀及出血时间延长等，如图 2-2-3 所示。监测早期异常的血管通路功能和形态有利于保持通路的通畅性，具体见表 2-2-1、表 2-2-2。

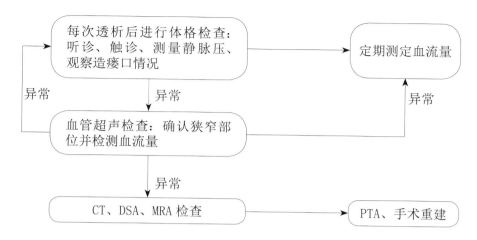

图 2-2-3　血管通路功能监测

表 2-2-1　异常分流评分表（STS）（医务类辅助人员使用）

序号	异常情况	评分
1	血管无异常	0 分
2	听诊通路狭窄	1 分
3	触诊通路狭窄	3 分
4	静脉压升高超过 160 mmHg	3 分
5	止血时间延长	2 分
6	通路动脉端血流不畅（开始行逆行性直接穿刺）	5 分
7	透析开始 1 h 血流量不充分	1 分
8	血液分流声音低下	3 分
9	瘘口压低	2 分
10	心律失常（脉搏不齐）	1 分

注：评分超过 3 分，应考虑 DSA 或 PTA 干预。

表 2-2-2　异常分流评分表（STS）（临床医疗专家使用）

因素	内容
主要因素（其中任意 1 项，是早期行 PTA 的依据）	1. 血流量不足
	2. 再循环导致透析效率低下（10% 以上）
次要因素（2 项及以上行 DSA，超过 3 项可早期* 行 DSA）	1. 触及血管狭窄部位（通过止血带结扎后触诊）
	2. 听诊血管狭窄（可听及高调尖锐声音）
	3. 止血时间延长
	4. 静脉压升高（AVG 留置后静脉压升高 50 mmHg 以上）
	5. 分流声音低下（一般移植物在吻合口部，AVF 在静脉上端）
	6. 心律失常
	7. 瘘口压低

注："*" 指 7 天以内。

②监测 AVG 血流量可使血管堵塞风险下降 30%。由于超声稀释法、多普勒超声、Crit-line 监护及热稀释法创伤较小或无创伤，在临床中被广泛用于监测血管通路血流量。我国在血管通路血流量的监测上，多普勒超声的应用最为广泛。正常血管通路流量为 500～1000 mL/min，以 600 mL/min 以下作为血管功能不良的标准，根据血流量变化作为 AVG 功能监测的重要标准。

③研究报告显示，使用超声波监测 AVG 血流量，2001 年监测 3.4 次/年，2002 年监测 4.1 次/年，而相应移植物内栓塞的频率分别是 0.34 次/年、0.17 次/年，因此在 AVG 评估方面，通过超声波监测血流量用于预防血栓形成是有效的。

④在 AVG 中动脉压可以检测，通过动脉压与静脉压比值的变化，可以监测流出道静脉狭窄的情况。但是静态静脉压较动态静脉压更为准确，我们还需要进行更多的相关研究。

⑤透析 30 min 后停止超滤，通过稀释检测再循环比例法检测再循环比例。

A. 从动脉端（A）和静脉端（V）各抽取血液标本。

B. 抽取血液标本后，立即将血流量减至 120 mL/min。

C. 血流量减慢 10 秒后关停透析血泵。

D. 夹闭动脉阀门。

E. 从动脉端（S）抽取血液样本。

F. 松开动脉阀门，重新开始血液透析。

G. 用 A、V 及 S 处抽取的血液样本检测尿素氮浓度 A_1、V_1 及 S_1，并计算再循环比例（R）。$R = (S_1 - A_1) \div (S_1 - V_1) \times 100\%$。

⑥目前对于移植物血管通路失功的常见处理方法就是通过超声多普勒检测肱动脉的阻力指数。研究认为较好的 / 较差的血管通路的阻力指数分别为 0.550（±0.097）和 0.784（±0.089），RI 0.6 作为鉴别血管通路失功的参考，敏感性为 100，特异性为 69.400%。

4. 心功能与移植物血管通路（AVG）

（1）内瘘分流影响心脏功能、心房肽变化，并可能导致心脏肥大。AVG 术后术侧肢体末梢循环减少，导致心输出量增加以维持足够的末梢循环；如果血液分流相比心脏储备功能（最大心输出量）大，随着回流血流量的增加，但心输出量难以同步提高，最终会影响机体的有效循环而导致心衰的发生。

（2）观察患者的临床症状有助于了解血管通路回流血流量的大小，以及是否超过心脏储备功能。

①临床症状：血压低、脉率增快，气喘、日常活动度下降；体重减少、易疲劳。

②体征：心率加快、奔马律、双肺湿性啰音，由于回心血流量增多，杂音明显。

（3）如果 AVG 血流量超过心输出量的 20%，则认为过大。血流量的检查方法：内瘘压迫（通常压迫 0.5～1.0 min）及放开后血流量的 CO（心输出量）比值。

（4）AVG 术后患者如果出现心衰，通过结扎或闭合血管通路后可以得到改善；或通过束缚使血流流向远端，如血流回流从上臂转向前臂，减少回心血流量，从而改善血流动力学并保留血管通路。

如果既往存在缺血性心脏病，即使闭合血管通路，也不一定能改善心功能状态。

5. 移植物血管通路（AVG）患者的教育

（1）血液透析是一个慢性治疗过程，在这个过程中需要各方的理解，才会获得较满意的效果。

（2）可将患者对血管通路失功的接受过程分为 5 个阶段：震惊期、拒绝期、混乱期、寻求解决方案期、接受期。

（3）患者可以分为合作或不合作、乐观或悲观、信任或不信任、独立或依赖等多种类型，但许多患者不能单纯地划分为其中一个类别，必须理解他们的许多不同表现。

（4）许多患者常常对长期使用血管通路、插管或插管期间感到疼痛、焦虑或不适。

（5）事实上，在移植物血管通路护理和维持通路功能与形态的过程中，患者的作用是非常重要的，需要他们充分理解。

①确保患者对移植物血管通路护理的概念有清楚的理解。

②在每次透析期间为患者讲解有关血液流速和静脉压力的相关知识。

③引导患者养成看、感觉及听自己移植物血管通路的习惯。

④在压力、寒冷、洗澡、打、刮等情况下，注意保护移植物血管通路。

⑤确保患者在移除插管针或之后出血时，会采用压迫止血的方法止血。

⑥叮嘱患者在移植物血管通路同侧肢体局部发凉、剧烈疼痛或疼痛加重时及时报告。

⑦在院外发生移植物血管通路相关的紧急情况（如出血、严重感染、血流量中断等）时，确保患者知道与谁联系。

（曾莹晖、熊礼佳、黄云峰）

第三节　血液净化处方的制订

一、容量管理

容量超负荷是血液透析患者的常见并发症，也是透析患者心血管事件发生的重要原因。透析间期容量超负荷易导致患者出现高血压、充血性心衰，同时导致血液透析治疗时单位时间脱水量增加，引起低血压、抽搐、心律失常、透析不充分等，长期容量超负荷是血液透析患者死亡的独立危险因素。容量超负荷和营养不良相互关联和影响，易形成恶性循环，是血液透析患者日常管理的重要内容。

（一）容量管理的目标

通过容量管理达到最佳目标干体重。最佳干体重为透析后可耐受的最低体重，此时患者在下次透析前仅有极轻微的低血容量或血容量过多的症状、体征。采取个体化措施，以保持血容量过多与透析时低血容量之间的平衡。

目标值：透析间期体重增长不超过干体重的 5%（每天增长小于 1 kg，总增长理想值 ≤ 4% 干体重），120/70 mmHg ≤透析前血压 < 160/90 mmHg。透析结束后，皮肤黏膜无水肿或末梢皮肤见轻微皱褶。透析后自觉舒适，无口渴，胃纳好，有饥饿感。

（二）容量管理的监控频率

每 2 ～ 4 周评估 1 次干体重、容量控制和血压控制情况，可结合在线血容量监测、生物电阻抗、中心静脉压及临床状况等评估患者的干体重。每月对导致干体重不达标的原因进行分析总结，修改或重新制订健康教育计划和透析方案。

（三）容量管理的评估内容

（1）根据病史和体格检查，评估透析后是否出现提示直立性低血压的症状（如头晕目眩），透析中是否出现提示目标干体重过低的症状（如肌肉痉挛）。注意测量体重与血压，透析前检查颈静脉搏动、外周血管充盈度或肺部湿啰音及水肿等体征。

（2）测定血清钠、血清钙及血浆钠尿肽浓度。

（3）有条件的单位可使用生物阻抗容积描记、相对血浆容量监测、下腔静脉直径测定等较为精确的方法。

（四）容量管理的质控落实

干体重的调整需要医生、护士和患者共同参与，并且是不断变化的。如何指导患者合理饮食，控制液体的摄入量，提高患者的依从性，这是目前血液净化中心医护人员面临的重大挑战，也是提高患者透析质量和延长患者生存时间的主要手段。

（1）医生。每次透析前对维持性透析患者的干体重进行评估，制定不同的透析处方，合理设定超滤量，每次透析超滤量小于体重的 4%～5%，按需要增加透析频次，必要时改变透析模式，比如有胸腔积液、心包积液应增加血液透析滤过及血液灌流。制定降血压方案，控制血压。

（2）护士。加强患者的健康教育，给予患者有效的、个性化、多样化的健康教育，充分调动其主观能动性，加强其自我护理能力，加强其自觉遵医意识，减少透析相关并发症的发生，从而提高透析患者的生活质量。配合医生于每次透析前对维持性透析患者的干体重进行评估。加强透析中的监护，透析中护士应密切观察患者生命体征的变化，及早识别透析相关并发症先兆并及时处理，尽量避免透析急性并发症的发生。保证透析的顺利进行并达到充分透析是在透析中获得干体重的前提。透析后如果出现低血压或凝管等不良反应，及时反馈给医生，分析原因，相应调整干体重。

（3）患者。每日早晨自测体重，纠正不良饮食习惯。家庭给予支持和配合，提高患者限制液体摄入的依从性。

二、透析方式选择

对处于慢性肾衰竭尿毒症期的患者，基础的透析方式是每周 3 次血液透析，每次 4 小时，每周 12 小时，每个月透析 12～13 次，其中每个月血液透析滤过 2～4 次，血液透析灌流 2 次，根据是否达到透析充分的效果、Kt/V 值、残余肾功能适当调整。

（一）透析方式质控

（1）建议将患者归入不同的诊疗小组，由分组负责的血透主管医师及责任护士负责监控及调整。

（2）透析各项监控指标及透析处方调整的相应数据每 3 个月及时上报全国血液净化病例信息登记系统。

（二）透析方式调整质控

1. 调整频率

（1）新进入透析或重新进入透析的患者，连续 3 个月监测上述指标并及时调整；稳定以后，每 3 个月监测一次。

（2）本次监测调整了透析方式的，后续每 1 ～ 2 个月复查上述相应指标，监测指标控制好转后，再每 3 个月监测一次。

2. 调整原则（表 2-3-1）

（1）患者每次透析，监测透析间期体重增加超过干体重的 5% 及高钾血症，需要严格控制水分及钾的摄入，必要时缩短透析间期。

（2）达到干体重仍然出现胸腔积液、心包积液、顽固心衰、顽固高血压时，往往提示中分子毒素增高，应增加血液透析滤过次数，每周 2 ～ 3 次，没有血液滤过条件的改用高通透析也有部分效果；每月行 X 线或 CT、心脏彩超或心包彩超检查，病情好转稳定后 2 ～ 3 个月复查一次，之后半年复查一次。

（3）建议 spKt/V 值 ≥ 1.4、URR > 70%，若 spKt/V < 1.2、URR < 65%，需要在原来的基础上增加透析频次，延长透析治疗时间，使用更大面积的透析器或改用高超滤系数的透析器，缩短透析间期，清除多余的肌酐等尿毒素。另外要注意有效透析血流量是否不足，比如透析血流量 < 200 mL/min，或内瘘近心端不畅、再循环增多导致无效透析，可以做内瘘血管彩超了解血流量及内瘘行程是否有明显狭窄。如果有异常，应采取手术等方法改善透析血管通路。每个月再评估 spKt/V、URR，好转稳定后 2 ～ 3 个月评估一次。

（4）出现皮肤瘙痒、监控 β_2 微球蛋白明显升高、钙磷乘积 > 60、iPTH ≥ 300 pg/mL、异位钙化、肾性骨病等继发性甲状旁腺功能亢进，提示中大分子毒素增高，应增加血液透析滤过及血液透析灌流次数，同时控制磷的摄入、维持血钙正常，使用降磷、降 iPTH 药物（西那卡塞、司维拉姆、碳酸镧、醋酸钙、帕立骨化醇、阿法骨化醇或骨化三醇）；每个月复查 β_2 微球蛋白、钙磷乘积、iPTH，调整透析处方，指标好转后 2 ～ 3 个月复查一次，稳定后 3 个月复查一次。

表 2-3-1　监控指标及透析处方调整原则

指标	最低值	目标值	处方调整方案
spKt/V	> 1.2	> 1.4	增加透析频次，延长透析治疗时间及增加透析器面积，改善无效血管血流量透析
URR	> 65%	> 70%	使用更大面积的透析器或者改用高超滤系数的透析器，或延长每次透析治疗时间；另外注意改善无效血管血流量透析

续表

指标	最低值	目标值	处方调整方案
Hb	$100 \sim 110$ g/L	$110 \sim 130$ g/L	充分透析，增加促红细胞生成素剂量并补铁，或改用罗沙司他
Alb	> 33 g/L	> 40 g/L	充分透析，改善饮食，补充营养
透析间期体重增加	$\leqslant 5\%$（干体重）或体重增加 < 1 kg/d	$\leqslant 4\%$（干体重）	增加透析频次，缩短透析间期，清除多余的水分，同时需要控制水分摄入
血钾	3.5 mmol/L $< K^+$ < 6.0 mmol/L	3.5 mmol/L $< K^+$ < 5.5 mmol/L	增加透析频次，缩短透析间期，清除多余的钾，同时需要控制钾的摄入
血磷	< 1.78 mmol/L	< 1.45 mmol/L	饮食控制磷的摄入，增加透析频次或延长透析治疗时间，改用高超滤系数的透析器；使用降磷药物
钙磷乘积	< 70	< 60	增加血液滤过及血液灌流次数，延长透析治疗时间，同时控制磷的摄入，使用降磷、降 iPTH 药物，同时维持血钙正常
iPTH	$\leqslant 10$ 倍正常值或 $\leqslant 300$ pg/mL	$2 \sim 9$ 倍正常值	增加血液滤过及血液灌流次数，延长透析治疗时间，同时控制磷的摄入，使用降磷、降 iPTH 药物

三、透析器选择

透析器由透析半透膜和支撑材料组成，血液和透析液在透析半透膜两侧反方向流动，通过弥散、对流、吸附等作用实现清除毒素、纠正水盐和酸碱紊乱的目的。透析器的特性与透析效率、透析质量、即刻和长期并发症等密切相关。

（一）透析器选择质控

1. 透析器分类方式

国内常见的不同种类透析器及其参数见表 2-3-2。

（1）构型有管型、平板型、空心纤维型。

（2）膜材料，包括再生纤维素膜、醋酸纤维素膜、替代纤维素膜、合成膜，不同透析膜在生物相容性、水通透性、尿毒症毒素清除等方面均有较大的区别。生物相容性方面，合成多聚物膜＞改良纤维素膜＞再生纤维素膜。

（3）超滤系数（Kuf）。

①低通量透析器 Kuf < 20 mL/（mmHg·h）。

②高通量透析器 Kuf > 20 mL/（mmHg·h）。

③血液透析滤过器均为高通量透析器，一般 Kuf > 30 mL/（mmHg·h）。

表 2-3-2　国内常见的不同种类透析器及其参数

种类		代表产品、型号	超滤系数 Kuf[mL/(mmHg·h)]	膜面积 (m²)
再生纤维素膜	铜仿膜	—	—	—
	铜氨膜	—	—	—
改良纤维素膜	血仿膜	海蒂妮娜（已淘汰）	—	—
双醋酸及三醋酸膜	—	尼普洛（SUREFLUX-150G）	17.7	1.5
合成膜	聚砜（PS）	费森尤斯（F6）	5.5	1.3
		贝朗（LOPS15）	9.8	1.5
		威高（F15）	19	1.5
		旭化成（REXEED-15UC）	55	1.5
		朗生（LST140-A）	14	1.4
	聚酰胺（PA）	金宝（polyflux14S）	62	1.4
	聚丙烯腈（PAN）	AN69（Filtra120）	78	2.05
	聚甲基丙烯酸甲酯（PMMA）	东丽（B3-1.3A）	8.8	1.3
	聚醚砜（PES）	佩尼（PES14LF）	21	1.4
		尼普洛（PES-150DS）	42	1.5
	乙烯乙烯醇共聚物（EVAL）	川澄（KF15C）	11.1	1.5

2. 透析器的性能选择

清除率和超滤系数是透析器的两个主要功能，也是评价透析膜质量的关键指标。透析器性能主要反映在透析膜对水和溶质的通透性方面。

（1）清除率。

①尿素：厂商提供的尿素体外实验结果，是一个理论上的最大值。该值对实际透析中的清除率估计过高，但在比较透析器时有价值。高效透析通常认为应用 KoA > 600 mL/min、血流量 ≥ 300 mL/min、透析液流速 ≥ 500 mL/min 透析器进行治疗。

②肌酐：肌酐（相对分子质量 113）清除率通常为尿素清除率的 80%。

③维生素 B_{12}：维生素 B_{12}（相对分子质量 1355）的体外清除率表示膜对较大分子溶质的通透性。

④β₂ 微球蛋白：近年来用 β₂ 微球蛋白（相对分子质量 11800）清除率来评价透析器高通量膜的特征，反映中分子物质的清除效率，β₂ 微球蛋白清除率 > 20 mL/min 为高通量透析器。

（2）超滤系数。

超滤系数是每 mmHg 跨膜压（TMP）每小时超滤的毫升数。超滤系数越大，在相同跨膜压下水的清除量越多。Kuf > 20 mL/（mmHg·h）被认为是高通量透析器。

高通量透析器：透析膜具有高通透性，对中分子物质有相当高的清除率，能清除大量的β_2微球蛋白和其他大分子物质。透析间期体重增加较多的患者，需要选用超滤系数大的透析器，但要考虑患者心血管系统的稳定性和耐受性。

（3）生物相容性。

血液流经透析器时可发生血-膜反应，引起血浆免疫系统的激活（补体激活）、细胞免疫系统的激活（血细胞激活）、凝血系统的激活（血小板形成）、缓激肽系统的激活等。膜生物相容性不好易导致急性肾衰竭恢复延迟，机体处于慢性炎症状态；使用生物相容性好的透析器能减少透析反应。

（4）膜面积。

体外循环血量多——体重大：用大面积；体外循环血量少——体重小：用小面积。我国多用 1.3～1.5 m²，欧美国家、日本多用 1.5～1.8 m²。膜面积与清除率及超滤系数有关，但不一定成正比，容积不是选择透析器的主要考虑因素。

（5）灭菌方法。

①环氧乙烷灭菌。适用于所有材料，有残余气体。若预冲不充分可导致超敏反应。

②γ射线灭菌。为高能量照射，材料特性可能改变（如颜色），不适用于所有材料，副产品会产生毒副作用。

③蒸汽高压灭菌。只适用于对热稳定的材料，无毒副作用，无副产品。

透析器消毒剂生物相容性：蒸汽消毒＞γ射线消毒＞环氧乙烷消毒。

（6）其他。如预充容量、抗凝率、价格、血流阻力、破膜率、残余血量等因素也要考虑。

3. 不同治疗模式透析器的选择

目前鉴定的尿毒症毒素有115种，新认识的毒素还在增加。根据相对分子质量的大小，尿毒症毒素可分为小分子毒素、中大分子毒素、血浆蛋白结合毒素三大类，见表2-3-3。

表 2-3-3　尿毒症毒素特点

毒素种类	分子质量	举例
小分子毒素	＜500 D	尿素（60 D）、肌酐（113 D）和尿酸（168 D）
中大分子毒素	500～65000 D	甲状旁腺素（9225 D）、β_2微球蛋白（11818 D）、白介素-6（32000 D）、补体因子 D（23750 D）和瘦素（16000 D）
血浆蛋白结合毒素	—	酚（94 D）、精胺（202 D）和硫酸吲哚（251 D）

（1）血液透析。

以弥散的方式清除小分子物质，以及调节水、电解质、酸碱平衡。结合患者体表面积、URR目标、透析器效率、价格等因素选择透析器。K/DOQI 指南推荐在水处理和透析液达标的情况下常规选择高通量透析。

（2）单纯超滤。

通过对流转运机制，采用容量控制或压力控制，经过透析器或血滤器的半透膜等渗从全血中除去水分的一种治疗方法。在单纯超滤治疗过程中，不需要使用透析液和置换液。选择中、高通量的透析器，根据患者的体表面积、水肿程度选择适宜的透析器膜面积。

（3）血液滤过。

透析器的选择应在溶质清除和水、电解质、酸碱平衡的调节上模仿肾小球滤过和肾小管吸收功能的血液净化方式。先通过对流滤出大量液体，然后从静脉补充相应的水、电解质、碱基等。不需要透析液，通过对流作用清除中小分子溶质和水。选择长度短、通透性高、高分子聚合物膜、生物相容性好的滤器。

（4）血液透析滤过。

HDF 是 HD 和 HF 的结合，它既有 HD 依靠半透膜两侧的溶质浓度差所产生的弥散作用以清除溶质，对尿素氮、肌酐等小分子物质有较高的清除率，又兼有 HF 以对流方式清除血液中的中小分子毒素及水分的功能。与 HF 相似，HDF 是一种高通量、高效透析器。透析膜应具备以下条件：高水分通透性 [$Kuf > 50$ mL/（mmHg·h）]；高质清除率（KoA 尿素 > 600 mL/min，β_2 微球蛋白清除率 > 60 mL/min）；大的表面积（$1.50 \sim 2.10$ m^2）；生物相容性好。

（5）血液灌流。

血液灌流是通过吸附原理，清除血液中的内源性或外源性致病物质，以达到血液净化的目的。

①活性炭灌流器。吸附剂为树脂炭、活性炭。根据装量的不同分为 60/100/150，优点为吸附率高、无脱落、无外源更安全、吸附容量大，同质量活性炭的表面积比中性树脂的大。

②树脂灌流器。吸附剂为大孔中性树脂，优点为吸附率高、无脱落、无外源更安全。根据装量不同分为 80/100/130/150/200/230/250/280/330/350，其应用与活性炭灌流器一致，小型号 80 ～ 130 主要应用于透析串联灌流对尿毒症中分子的吸附，150 ～ 280 应用于中毒毒素的吸附，280 ～ 330 应用于免疫吸附与肝病领域。

（二）透析器使用质控

1. 透析器的日常存储管理

血液透析室使用的透析器应由医院统一采购，科室申领使用。科室领取透析器时，应查看生产日期、消毒或灭菌日期、产品标识和失效期等并登记。进口的透析器等无菌医疗用品应具有灭菌日期和失效期等中文标识。物品应存放在阴凉干燥、通风良好的物架上，距地面 20 cm 以上，距墙面 5 cm 以上。透析器要去除外包装方可放进洁净的柜橱内，橱柜应由不易吸潮、表面光洁的材料制成，橱柜应离地 20 ～ 25 cm、离天花板 50 cm、离墙 5 cm。无菌物品储存在密闭橱柜内并有清洁与消毒措施，限制无关人员出入。无菌物品不得与其他物品混放。物品存放应专人负责，定期检查核对、清洁。

2. 透析器使用的质控管理

使用时应核对有效日期、检查包装的完整性，若过期或包装有破损一律不能使用。核对透析器型号、使用对象。打开包装后应检查透析器外观的完整性，如是否破裂、损坏，如有则不能继续使用，留存物品上报护士长并与设备科联系。一次性无菌物品一人一次性使用，不得重复使用。在使用透析器时应监测是否发生不良状况，如接口渗漏、透析器反应、透析器凝血等情况，当班护理人员做好相应记录并报告当班医生，必要时汇报科主任，并填写器械不良事件报告表及妥善保留透析器备查。透析器效率评估可进行 URR 测定。医生应定期监测相关透析质量数据并总结及调整方案，建议每 3 个月进行检测，要求 URR ＞ 65%。

3. 透析器使用后的处理

透析器使用后处理应遵循医疗污物分类处理原则。使用专用包装袋或容器，包装应防渗漏、遗撒和穿漏。按规定的时间、线路移送到暂时存放的专用设施，并定期清洁消毒。存放时间不得超过 24 h。保洁员负责按规定每日进行每批次医疗污物的清点、登记及处理。

透析器的日常管理、使用、监控按照 PDCA 循环首先进行原因查找和分析。然后依据国家卫生行政部门颁布的与血液透析治疗相关的各项法规和管理规范，以及国际、国内血液透析治疗诊疗操作规范和指南，提出改进目标、计划和措施，并实施整改。最后，按照计划检查、评估改进效果是否达到预期目标，如果没有达到预期目标，再重新查找问题和原因，进行相应的处理和改进，总结经验和教训，制订形成新的标准和制度。

（聂雨、潘习彰、廖羿霖）

第四节　透析并发症的管理

一、透析患者血压管理质控

（一）科室质控要求

（1）主管医师完善血压相关检测项目，调整血压治疗方案；责任护士负责落实健康宣教，定期以各种形式向患者宣教血压相关知识，如食物选择、如何在家监测血压及用药须知等。

（2）建议成立血压质控小组，包括透析医师、肾内科医师、护理人员。制定相关制度、计划与实施方案，负责方案督查、反馈、分析及实施情况总结，定期召开质控会议，对存在的问题提出改进措施，确保持续改进有成效；每月定期统计血压相关数据，并上报国家卫生健康委员会直报系统与广西血液净化治疗质量控制中心。

（二）临床诊断质控要求

1. 维持性透析患者血压诊断标准

透析是目前临床上治疗终末期肾脏疾病的重要手段，包括血液透析（简称血透）与腹膜透析（简称腹透），均可延长患者的生存时间。透析患者血压相关并发症包括高血压与低血压。

（1）高血压的定义。参考国际高血压学会（ISH）最新制定的《ISH2020国际高血压实践指南》与《中国高血压防治指南2010》，高血压定义为在未使用降压药物的情况下，非同日3次测量血压，收缩压≥140 mmHg和（或）舒张压≥90 mmHg，或患者既往有高血压病史，目前正在使用降压药物，血压虽然低于140/90 mmHg，也诊断为高血压，具体见表2-4-1。

表 2-4-1　基于诊室血压的血压分级标准

分级		收缩压（mmHg）	条件	舒张压（mmHg）
正常血压		＜130	和	＜85
正常高值血压		130～139	和（或）	85～89
高血压	1级高血压（轻度）	140～159	和（或）	90～99
	2级高血压（中度）	160～179	和（或）	100～109
	3级高血压（重度）	≥180	和（或）	≥110
	单纯收缩期高血压	≥140	和	＜90

注：当收缩压与舒张压属于不同级别时，应以较高级别为准。

（2）腹透患者高血压。

（3）血透患者高血压。

①透析高血压：透析过程中平均动脉压较透析前升高≥15 mmHg。

②透析间期高血压：非同日3次测量平均血压符合高血压诊断标准。家庭自测≥135/85 mmHg，诊室测定≥140/90 mmHg，24小时动态监测≥130/80 mmHg。

（4）特殊类型高血压。

①白大衣高血压。在诊室测量血压始终增高，不同天测量可有重复性，而日常生活或在家测量血压正常。

②隐性高血压。诊室测量血压＜ 140/90 mmHg，而动态监测血压（ABPM）或家庭测量血压升高≥ 135/85 mmHg。

③难治性高血压。在改善生活的基础上，同时使用 3 种不同种类的降压药，已达最佳剂量的规范治疗，血压仍难以控制；或服用不少于 4 种降压药血压才能有效控制者，称难治性高血压。

④儿童高血压。目前国际上统一采用不同年龄、性别、血压的 90、95、99 百分位作为诊断"正常高值血压"和"严重高血压"的标准（即 P90、P95、P99），具体见表 2-4-2。

表 2-4-2　中国 3 ～ 17 岁儿童青少年高血压筛查的简化公式标准

性别	收缩压（mmHg）	舒张压（mmHg）
男	100 ＋ 2× 年龄	65 ＋年龄
女	100 ＋ 1.5× 年龄	65 ＋年龄

注：本表基于标准中的 P95 制定，用于快速筛查可疑的高血压儿童。

儿童高血压的个体诊断需要根据连续 3 个时点的血压水平进行，时点间隔 2 周以上，只有 3 个时点的收缩压和（或）舒张压均不低于 P95 方可诊断为高血压。然后进行高血压程度分级：A_1 级高血压：（P95 ～ P99）＋ 5 mmHg；B_2 级高血压：≥ P99 ＋ 5 mmHg。

（5）血透患者低血压。无统一标准，一般指血透中患者血压下降一定数据或比值，并出现需要干预的临床症状或体征，可诊断为血透中低血压。

2. 维持性透析患者血压控制靶目标

（1）血透患者血压控制靶目标为血透前血压＜ 160/90 mmHg。

（2）腹透患者血压控制靶目标为血压＜ 150/90 mmHg。

3. 维持性透析患者血压监测

（1）血压测量方法。

目前诊断血透患者高血压的方法有诊室血压、诊室外血压。诊室血压是我国目前诊断高血压、进行血压水平分级及观察降压疗效的常用方法。其测量步骤如下。

①推荐使用欧姆龙 HEM-7200 型电子血压计（使用期间每年至少定期校准 1 次）监测透析日及透析间期的血压，测血压前 30 min 不要吸烟、进餐、饮咖啡和剧烈运动，患者安静休息至少 5 min 后开始测量坐位上臂血压，上臂应置于心脏水平位。

②推荐使用经过验证的上臂式医用电子血压计。

③使用标准规格的袖带（气囊长 22 ～ 26 cm、宽 12 cm），肥胖者或臂围大者（＞ 32 cm）应使用大规格气囊袖带。

（2）血压测量注意事项。

①首诊时应测量双上臂血压，以血压读数较高的一侧作为测量的上臂。

②测量血压至少2次，每次应间隔1～2 min，取2次读数的平均值记录。如果收缩压或舒张压的2次读数相差5 mmHg以上，应再次测量，取3次读数的平均值记录。

③老年人、糖尿病患者及出现直立性低血压者，应加测站立位血压。站立位血压在卧位改为站立位后1 min和3 min时测量。

④在测量血压的同时，应测定脉率。

（3）诊室外血压监测。

诊室外血压监测包括动态血压监测和家庭血压监测两种方法各有优势。动态血压由于临床测量烦琐，不宜推荐。家庭血压由患者自行测量或家人帮助测量血压，又称自测血压。家庭血压可用于评估数日、数周、数月，甚至数年的降压疗效和长时血压变异情况，有助于增强患者的健康参与意识，改善患者治疗的依从性，适合患者长期血压监测，并可鉴别白大衣高血压、隐蔽性高血压和难治性高血压，辅助评价降压疗效，预测心血管风险及预后等。家庭血压监测方案包括以下几点。

①首诊高血压或血压不稳定的高血压患者，建议每天早晨和晚上测量血压，每次测量2～3次后取平均值，连续测量家庭血压7天，取后6天血压平均值。血压控制平稳且达标者，可每周自测1～2天血压，早晚各1次；最好在早上起床后、服降压药和早餐前、排尿后的固定时间自测坐位血压。

②详细记录每次测量血压的日期、时间及所有血压读数。

③精神高度焦虑患者，不建议家庭自测血压。

④HBPM高血压的诊断标准为血压≥135/85 mmHg（对应诊室血压的140/90 mmHg）。

《2018 ESC-ESH高血压管理指南》提出不同测量方法的高血压诊断标准，具体见表2-4-3。

表2-4-3　不同测量方法的高血压诊断标准

血压类型		收缩压（mmHg）	条件	舒张压（mmHg）
诊室血压		≥140	和（或）	≥90
动态血压	日间血压平均值	≥135	和（或）	≥85
	夜间血压平均值	≥120	和（或）	≥70
	24 h血压平均值	≥130	和（或）	≥80

（4）透析患者血压监控。

治疗随诊、记录启动新药或调药治疗后，需要每月由责任人随访和评价依从性及治疗反应，直到降压达标。启动降压药物治疗后，家庭测量血压的应用、团队照顾及恰当的远程医疗均有助于改善透析患者的血压达标率。

①随诊目的。评估治疗反应，了解患者对药物的耐受情况，分析血压是否稳定达标和其他危险因素的状况，建立起医患相互信任的良好关系。

②随诊内容。血压值达标情况、是否发生过直立性低血压、是否有药物不良反应、治疗的依从性、生活方式改变情况、是否需要调整降压药物剂量，实验室检查包括电解质、肾功能情况和其他靶器官损害情况，指导患者改善生活方式，坚持长期治疗，不随意停药。

③随诊间隔。根据患者的心血管总体风险及血压水平决定。正常高值或高血压 1 级，危险分级属低危、中危或仅服 1 种药物治疗者，每月随诊 1 次；新发现的高危及较复杂病例随诊的间隔应较短，高危患者血压未达标或临床有症状者，可考虑缩短随诊时间（2～3 周）；如使用至少 3 种降压药血压仍未达标，应考虑将患者转至高血压专科诊治。

④医疗记录。随诊要有医疗记录，建立随诊病历。随诊病历应记录每次就诊时的血压和心率数值，记录与血压相关的症状和药物种类、剂量及不良反应。

（三）临床治疗质控要求

1. 维持性透析患者高血压治疗策略

（1）透析患者高血压启动降压治疗时机。

降压药物治疗的时机取决于心血管风险评估水平，在改善生活方式的基础上，血压超过 140/90 mmHg 和（或）目标水平的患者应给予药物治疗。透析且高血压分级处于高危和很高危的患者，应及时给予降压药物治疗，并对并存的危险因素和合并的临床疾病进行综合治疗；中危患者，可观察数周，评估靶器官损害情况，改善生活方式，如血压仍不达标，则应开始药物治疗。

（2）透析患者降压治疗原则。

①首先要控制血容量，通过透析使患者体重达到干体重（即经透析缓慢超滤至全身无水肿的体重）。

②干体重达标的高血压患者，可给予常用的五大类降压药物（如长效二氢吡啶类、血管紧张素转化酶抑制剂、血管紧张素受体拮抗剂等）与传统降压药物（如噻嗪类利尿剂、α- 受体阻滞剂等）作为初始治疗用药。血透对常用降压药的清除率见表 2-4-4。

③根据血压水平和心血管风险选择初始单药治疗或联合治疗。

④一般患者采用常规剂量，老年人常从小剂量开始，逐渐增加至足够剂量。

⑤优先使用长效降压药，以有效控制 24 h 血压且更有效地预防心脑血管并发症的发生。

⑥血压 ≥ 160/100 mmHg、高于目标血压 20/10 mmHg 的高危患者，或单药治疗未达标的高血

压患者，应进行联合降压治疗，用药包括自由联合或单片复方制剂。

　　⑦血压控制达标，动态调整降压治疗方案。

　　⑧关注降压不良反应。

表 2-4-4　血液透析对常用降压药的清除率

血管紧张素转换酶抑制剂	清除率	钙通道阻滞剂	清除率
贝那普利	＜ 30%	氨氯地平	不清除
依那普利	35%	地尔硫卓	＜ 30%
福辛普利	2%	硝苯地平	不清除
赖诺普利	50%	尼卡地平	不清除
雷米普利	＜ 30%	非洛地平	不清除

　　2. 维持性透析患者低血压治疗监测方案

　　（1）防止血透中低血压方案由责任医师与护士严格按照 2020 年版血液净化 SOP 的一级防治方案、二级防治方案、三级防治方案执行。

　　（2）血透中低血压的处理：平卧位→停止超滤→补液→盐酸多巴胺注射液→终止透析。

　　3. 透析患者血压管理的质控流程

　　（1）评估透析患者合并高血压 / 低血压的类型。在连续 3 ～ 4 个透析周期（透析日—非透析日）由首诊医生（进入血透时第一次透析接诊上机的医生）负责完成并记录的类型有以下几种。

　　①高 - 下降 - 正常 - 高型。

　　②高 - 下降 / 低 - 低 - 高型。

　　③高 - 升高 - 高 - 高型。

　　④正常 - 高 - 正常 - 正常型。

　　⑤低 - 升高 / 正常或高 - 低 - 低型。

　　⑥偏低 - 低型。

　　（2）控制透析间期体液容量使干体重达标。在 2 ～ 3 个月内由血透室医生（首诊医生或责任医生）完成并记录。

　　①透析中无低血压。

　　②透析前血压得到有效控制。

　　③临床无水肿。

　　④肺部无淤血。

　　⑤心胸比值：男＜ 50%，女＜ 53%。

　　（3）动态调整降压或升压药物治疗方案，使血压控制达标。动态评估并绘制血压变化曲线，选择合适的方案并关注药物不良反应。每3个月内由血透室医生（首诊医生或责任医生）完成并记录。

（4）血压测量与记录。

①透析前血压，由血透室上级医生完成。

②透析中血压，由血透室责任护士完成。

③透析后血压，由血透室责任护士完成。

④透析间期血压，由血透室责任医生教会患者或患者家属完成。透析间期血压指来透析前1～2日早（起床时）、中（午觉起来）、晚（睡前）测量的3次血压。

二、贫血控制

（1）成立贫血质控管理小组，成员包括肾内科医师、透析医师、护理人员、营养师，制定相关制度、计划、实施方案，负责方案督查、考核，每3个月召开一次质控会议，反馈、分析、总结方案实施情况，对存在的问题提出改进措施，确保持续改进有成效。

（2）落实健康宣教制度，定期以各种形式向患者宣教营养及贫血相关知识，如饮食原则、食物选择、用药须知等。

（3）及时补充完善贫血相关项目检测，统计贫血相关数据，并按规定及时上报国家肾脏病质量控制中心、广西血液净化治疗质量控制中心及当地血液净化治疗质量控制中心。

（4）维持性透析患者贫血诊断流程。

①明确贫血诊断（海平面地区）。

A.15岁以上血红蛋白：妊娠女性＜110 g/L，非妊娠女性＜120 g/L，男性＜130 g/L。

B.儿童血红蛋白：0.5～5岁＜110 g/L，5～12岁＜115 g/L，12～15岁＜120 g/L。

②明确是否存在其他因素引起的贫血，如地中海贫血、失血性贫血、肿瘤、免疫相关贫血等。

③查找是否存在透析相关影响贫血因素，如促红细胞生成素缺乏、铁缺乏、微炎症状态、继发性甲状旁腺功能亢进、血液透析充分性、红细胞生成素抗体介导纯红细胞再生障碍等。

（5）维持性透析患者贫血治疗靶目标。

①血红蛋白：130 g/L＞Hb≥110g/L。

②血清铁蛋白（SF）＞200 μg/L且血清转铁蛋白饱和度（TSAT）＞30%。

（6）维持性透析患者贫血监测指标。

①血常规：包括血红蛋白浓度、红细胞计数、白细胞计数和分类、血小板计数及相关指标（平均红细胞体积、平均红细胞血红蛋白容量、平均红细胞血红蛋白浓度）检测。

②网织红细胞计数。

③铁代谢指标：常检测血清铁蛋白（SF）、血清转铁蛋白饱和度（TSAT），推荐 SF 和 TSAT 联合检测以评估铁代谢状态。

④微炎症状态评估：血清超敏 C 反应蛋白。

⑤继发性甲状旁腺功能亢进评估：血清钙、磷、甲状旁腺激素。

⑥考虑纯红细胞再生障碍性贫血：红细胞生成素抗体、骨髓细胞学检查。

⑦根据病情需要行血红蛋白分析、维生素 B_{12}、叶酸、大便隐血、肿瘤标志物、自身免疫筛查、骨髓细胞学、胃肠镜及影像学等检查，以排除相关疾病。

（7）维持性透析患者贫血监测频率。

①血常规：未合并贫血者，至少每 3 个月检测 1 次；合并贫血者，至少每月检测 1 次；促红细胞生成剂治疗阶段，至少每月 1 次。

②网织红细胞计数：促红细胞生成剂和（或）铁剂治疗者，与血常规同时检测。

③铁代谢指标：促红细胞生成剂和（或）铁剂治疗前、促红细胞生成剂诱导和维持治疗，每月检测 1 次；促红细胞生成剂稳定治疗或血红蛋白较稳定者，每 3 个月检测 1 次。

（8）维持性透析患者贫血治疗策略。

①去除和（或）治疗其他疾病引起的贫血。

②纠正、治疗透析相关因素（如提高透析充分性，治疗微炎症、甲状旁腺功能亢进症及纯红细胞再生障碍性贫血等）。

③常用贫血治疗药物使用注意事项。

A. 促红细胞生成剂：治疗方案（治疗时机、初始剂量、剂量调整、用药途径），促红细胞生成剂低反应性诊断及处理、使用注意事项，纯红细胞再生障碍性贫血的诊断及治疗，如图 2-4-1 所示。

B. 铁剂：种类与给药途径、适应证、治疗方案，以及使用注意事项，尤其是药物过敏处置流程，如图 2-4-2、图 2-4-3 所示。

C. 低氧诱导因子脯氨酰羟化酶抑制剂：剂量选择与调整、监测间期、药物不良反应与注意事项。

D. 罗沙司他起始剂量：透析患者每次 100 mg（体重 45～60 kg）或 120 mg（体重 ≥ 60 kg），口服，每周 3 次。

E. 罗沙司他剂量调整：在起始治疗阶段，血红蛋白水平建议每 2 周监测 1 次，随后每 4 周监测 1 次。应根据血红蛋白水平调整罗沙司他的剂量。

④输血治疗：输血治疗原则、输血适应证（合并急性贫血、慢性贫血、手术前评估）、输血相关风险。

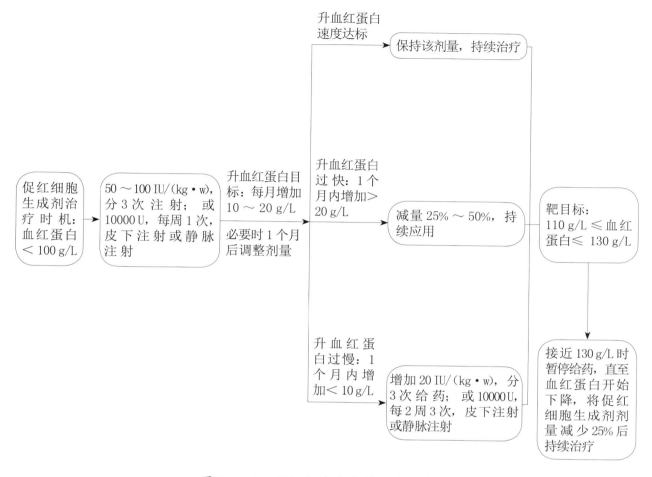

图 2-4-1　促红细胞生成剂的应用流程

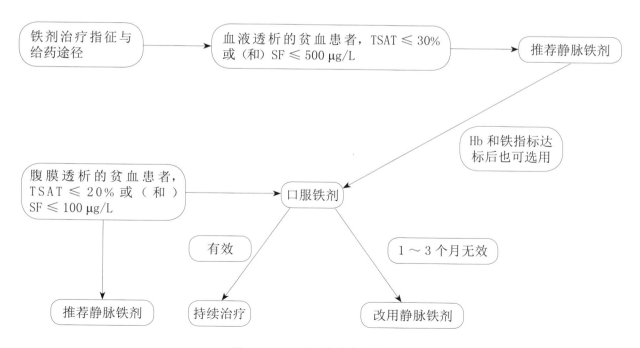

图 2-4-2　铁剂的应用流程

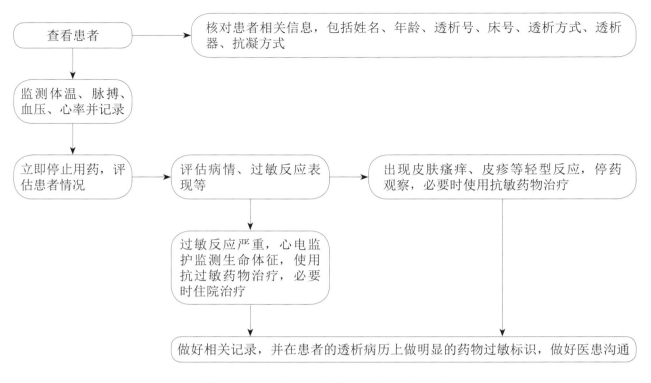

图 2-4-3　静脉铁剂药物过敏处置流程

三、慢性肾脏病矿物质及骨代谢异常的管理

（一）科室质控要求

（1）建议成立 CKD-MBD 质控小组，成员包括透析医师、肾内科医师、腺体外科医师、超声科医师、护理人员、营养师等。制定血液透析 CKD-MBD 质控管理相关制度、计划、方案和流程，并负责方案和流程的执行、监督、检查、指导和评价。定期召开质控会议，反馈、分析、总结方案实施情况，对存在的问题提出改进措施，不断评价措施实施效果并及时提出新的方案，使系统质量循环上升。

（2）准确可靠地收集 CKD-MBD 质控管理评价指标。利用大数据，综合分析各项监测和检查结果，找出 CKD-MBD 质控管理中存在的关键问题，抓住 CKD-MBD 质控管理的问题根源，找到解决问题的最佳途径。通过对患者血清钙、磷、全段甲状旁腺激素等的管理，合理检测，及时进行相应治疗或方案调整，减少骨折、心脑血管合并症的发生，从而提高患者生活质量和降低死亡率。

（3）针对 CKD-MBD 质控管理的每一个环节，要求人人参与，包括管理者、医护人员、患者及患者家属等，使其全面了解 CKD-MBD 质量持续改进的计划、任务、目标和进程，并积极参与解决问题，确保血透质量的持续改进。主管医师必须动态关注相关检测项目，及时调整 CKD-

MBD 治疗方案；责任护士负责落实健康宣教制度，定期以各种形式向患者宣教营养及 CKD-MBD 相关知识，如饮食原则、食物选择、用药须知等。

（4）定期统计 CKD-MBD 相关数据，每月数据上报国家卫生健康委员会直报系统，年底汇总数据上报广西血液净化治疗质量控制中心。

（二）临床诊断质控要求

1.维持性透析患者 CKD-MBD 诊断和评估

（1）出现以下一项或多项临床表现。

①钙、磷、甲状旁腺激素或维生素 D 代谢异常。

②血管或其他软组织钙化。

③骨转化、骨矿化、骨量减少、骨线性生长或骨强度异常。

（2）CKD-MBD 诊断依据主要包括实验室生化指标如血清钙浓度、磷浓度、PTH 含量、ALP 活性、25-（OH）D 含量等异常，以及骨骼异常、对血管或其他软组织的钙化评估等。

（3）对于 CKDG5 期患者，骨外钙化的评估包括血管钙化、心瓣膜钙化和软组织钙化等。可采用侧位腹部 X 线片检查是否存在血管钙化，并使用超声心动图检查是否存在心脏瓣膜钙化，有条件的情况下可采用电子束 CT 及多层螺旋 CT 评估心血管钙化情况。

（4）对于 CKDG5 期患者，建议用血清 iPTH 和 ALP 来评价骨病的严重程度，上述指标显著升高或降低可以预测可能的骨转化类型。有条件的情况下，可检测骨源性胶原代谢转换标记物来评估骨病的严重程度。

CKD 分期见表 2-4-5。

表 2-4-5　慢性肾脏病（CKD）分期（G 分期）

分期	GFR ［ mL/（min·1.73 m²）］	描述
G1	≥ 90	肾损伤，GFR 正常或升高
G2	60 ~ 90	肾损伤，GFR 轻度下降
G3a	45 ~ 60	GFR 轻度到中度下降
G3b	30 ~ 45	GFR 中度到重度下降
G4	15 ~ 30	GFR 重度下降
G5	< 15	肾衰竭

2.维持性透析患者 CKD-MBD 生化指标的监测频率

建议 CKDG5 期患者每 1 ~ 3 个月检测血清钙、磷水平，每 3 ~ 6 个月检测 iPTH 水平，每

6～12个月检测ALP水平。如果iPTH水平升高，则可增加检测频率。建议检测25-（OH）D水平，并根据基线水平和治疗干预措施决定重复检查的频率。建议6～12个月进行一次心血管钙化评估。

3. 维持性透析患者血清钙、磷、甲状旁腺激素的治疗目标值

（1）血清磷的目标值：CKDG5期患者，建议尽可能将升高的血清磷降至接近正常范围，维持血清磷浓度在1.13～1.78 mmol/L范围。

（2）血清钙的目标值：成年CKDG5期患者，建议尽可能避免高钙血症，血清钙浓度在2.15～2.50 mmol（校正钙1.90～2.38 mmol/L）范围时患者死亡风险最低。透析液钙浓度：血透时透析液钙浓度应在5～6 mg/dL（1.25～1.50 mmol/L），对腹透患者而言，腹透液中标准的钙浓度为5 mg/dL（1.25 mmol/L），浓度7 mg/dL（1.75 mmol/L）可用于低血钙的患者。

（3）血清iPTH的目标值：建议CKDG5期患者的iPTH水平应维持在正常值上限的2～9倍。

（三）临床治疗质控要求

维持性透析患者CKD-MBD的治疗策略，如图2-4-4、图2-4-5所示。

1. 控制饮食，限制磷的摄入

（1）限制磷摄入的措施：限制蛋白质摄入总量，选择适当的蛋白质种类与来源，限制含磷的食物添加剂和某些高磷食物的摄入，选择正确的烹饪方式等。

（2）CKDG5期患者的血磷超过目标值时，建议限制饮食磷摄入（800～1000 mg/d），或联合其他降磷措施治疗。

（3）建议限制摄入蛋白质的总量，选择磷/蛋白比值低、磷吸收率低的食物，限制摄入含有大量磷酸盐添加剂的食物。

（4）CKDG5期患者，建议采用专业化的强化教育，改善血磷控制。

2. 调整透析治疗方案

（1）CKDG5期患者，在充分透析的基础上进行个体化透析治疗方案调整是治疗其钙磷代谢紊乱的一种措施。

（2）CKDG5期患者，建议透析液钙浓度为1.25～1.50 mmol/L（HID）或1.25 mmol/L（PD）。

（3）CKDG5期HID患者，应充分透析，并考虑延长透析时间或增加透析频率，以更有效地清除血磷。

3. 药物治疗

（1）CKDG5期患者，血磷进行性、持续性升高者应开始降磷治疗，并且不单纯是使用磷结合剂，也包括饮食、透析等多方面的干预。

（2）CKDG5 期患者，应限制含钙磷结合剂的使用。

（3）CKDG5 期患者，通过限制食物中磷的摄入量和充分透析仍不能控制血磷水平达标时，如果患者血钙正常、高磷血症，受限于实际条件需使用含钙磷结合剂，不建议长期、大剂量使用。

（4）如果患者有高钙血症、血管钙化和（或）持续低 PTH 和（或）无动力性骨病的高磷血症，应避免含钙磷结合剂的使用。

（5）如果患者合并低钙血症、PTH 进行性升高，建议使用含钙磷结合剂，或联合使用维生素 D 及其类似物。

（6）如果患者在接受西那卡塞治疗期间出现低钙血症，伴或不伴 PTH 升高，可考虑联合使用含钙磷结合剂和（或）活性维生素 D 及其类似物。

4. 控制继发性甲状旁腺功能亢进症

（1）CKDG5 期患者出现 SHPT 继发性甲状旁腺功能亢进症，应首先控制血磷及血钙水平达标。

（2）如果通过控制血钙和血磷水平后，患者的 iPTH 水平仍不能达标并呈进行性升高趋势，可以使用活性维生素 D 及其类似物、拟钙剂等药物治疗，或使用活性维生素 D 及其类似物联合拟钙剂治疗。

（3）CKDG5 期患者，iPTH 水平应维持在正常值上限的 2～9 倍，当在目标值范围内的 iPTH 有明显上升趋势时，建议开始使用小剂量活性维生素 D 及其类似物。

（4）CKDG5 期 iPTH 水平超过目标值上限并持续上升者，可间断使用较大剂量活性维生素 D 及其类似物治疗。但过高剂量的活性维生素 D 及其类似物可能会升高血磷和血钙水平，应增加血钙、血磷的监测频率。

（5）儿童患者可考虑使用活性维生素 D 及其类似物，以维持患儿血钙水平在相应年龄的正常范围内。患儿可以使用任何类型的维生素 D 及其类似物。

（6）一般来说，当血清 iPTH 高于目标范围或呈上升趋势时，药物选择建议如下：当血钙低、血磷正常时，先使用活性维生素 D 及其类似物；当血磷、血钙正常时，先使用活性维生素 D 及其类似物，或使用联合拟钙剂；当血磷高，经降磷治疗效果欠佳，合并高血钙（血钙浓度 > 2.5 mmol/L）时，使用拟钙剂联合非钙磷结合剂；当血磷正常，血钙浓度 > 2.5 mmol/L 时，单用拟钙剂；单用活性维生素 D 及其类似物效果欠佳，无低钙血症时，可加用拟钙剂；单用拟钙剂效果欠佳，且不存在高磷 / 高钙时，可加用活性维生素 D 或其类似物。

（7）CKDG5 期需要降 PTH 治疗的患者，建议使用活性维生素 D 及其类似物、拟钙剂，或使用活性维生素 D 及其类似物联合拟钙剂治疗。通过上述治疗措施仍不能控制 iPTH 水平时，需要进行甲状旁腺切除治疗。

（8）甲状旁腺切除术指征：CKDG5 期合并药物治疗无效的严重继发性甲状旁腺功能亢进症患者，建议行甲状旁腺切除术。当出现下列情况时，建议行甲状旁腺切除术：PTH 持续超过 800 g/mL（正常值 16 ～ 62 pg/mL）；药物治疗无效的持续性高钙和（或）高磷血症；具备至少一枚甲状旁腺增大的影像学证据，如高频彩色超声显示甲状旁腺增大，直径大于 1 cm 且有丰富的血流；以往对活性维生素 D 及其类似物药物治疗有抵抗。

诊治流程见图 2-4-6。

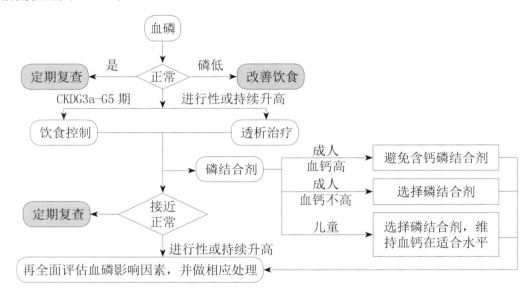

图 2-4-4　血磷控制流程

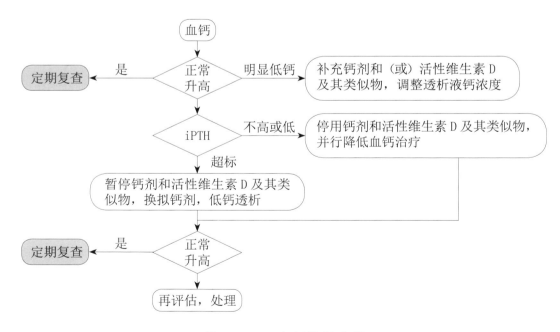

图 2-4-5　血钙控制流程

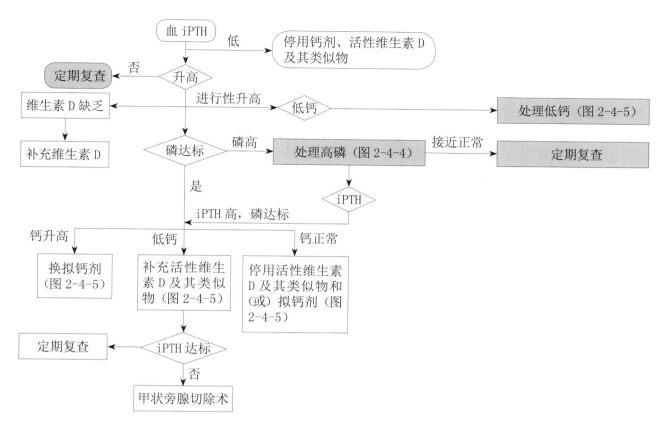

图 2-4-6　CKD 患者继发性甲状旁腺功能亢进症诊治流程

四、营养状况的管理

营养不良是透析患者常见的并发症，也是引起透析相关并发症及生存质量下降的重要因素。透析患者营养不良易导致免疫功能降低，全身炎症反应增加，对感染的易感性增加，生活能力下降，同时可导致心、脑、肺等多种脏器功能衰退，影响透析患者的预后。因此，透析患者的营养管理是极其重要的。

（一）营养管理的目标

蛋白质 – 能量消耗（protein-energy wasting，PEW）用来描述 CKD 患者营养代谢紊乱的状态。根据国际肾脏营养与代谢学会（ISRNM）标准，分别从生化指标、人体质量、肌肉消耗、饮食摄入等方面综合评估，透析患者的营养目标值根据透析方式不同而有所变化。

1. 维持性血液透析营养指标目标值

（1）生化指标。

①血清白蛋白：4.0 ～ 5.0 g/L。

②血清前白蛋白：＞ 300 mg/L。

③胆固醇：1.0 ～ 1.5 g/L。

④尿素氮：26.8 mmol/L。

（2）体重指数：20 ～ 25 kg/m^2。

（3）能量及营养素摄入推荐量。

①能量。能量摄入以达到和维持目标体重为准。目标体重可以参考国际推荐适用于东方人的标准体重计算方法：男性标准体重（kg）＝［身高（cm）－ 100］× 0.9；女性标准体重（kg）＝［身高（cm）－ 100］× 0.9 － 2.5。年龄 ≤ 60 岁者能量摄入需维持在 146 kJ/(kg·d)［35 kcal/(kg·d)］，年龄 ＞ 60 岁者则为 126 ～ 146 kJ/(kg·d)［30 ～ 35 kcal/(kg·d)］。再根据患者的身高、体重、性别、年龄、活动量、饮食史、合并疾病及应激状况进行调整。

②蛋白质。透析前推荐量为 0.6 g/(kg·d)，透析后推荐量为 1.0 ～ 1.2 g/(kg·d)，50% 饮食蛋白应为高生物价蛋白。当合并高分解代谢急性疾病时，蛋白质摄入推荐量增至 1.2 ～ 1.3 g/(kg·d)，可同时补充复方 α– 酮酸制剂 0.075 ～ 0.120 g/(kg·d)。

③在合理摄入总能量的基础上，适当提高碳水化合物的摄入量，碳水化合物供能比应为 55% ～ 65%。有糖代谢功能异常者，应限制精制糖的摄入。

④CKD 患者每日脂肪供能比为 25% ～ 35%，其中饱和脂肪酸不超过 10%，反式脂肪酸不超过 1%。可适当提高 n–3 脂肪酸和单不饱和脂肪酸的摄入量。

⑤矿物质。血透患者建议低钾、低磷、低钠饮食，适当补钙。具体摄入量为钠＜ 2000 mg/d、磷＜ 800 mg/d、钙＜ 2000 mg/d。当 CKD 患者出现高钾血症时，应限制钾的摄入；当出现贫血时，应补充含铁量高的食物。其他微量元素以维持血液中正常范围为宜，避免发生血液电解质异常。

⑥维生素。长期接受治疗的 CKD 患者需适量补充天然维生素 D，以改善矿物质和骨代谢紊乱。必要时可选择推荐摄入量范围内的多种维生素制剂，以补充日常膳食之不足，防止缺乏维生素。

⑦膳食纤维。每日摄入量 1000 kcal/d。

⑧其他。透析患者多为少尿或无尿，尤其是合并严重心血管疾病、水肿时需适当限制水的摄入量，以维持出入量平衡。具体情况根据患者的症状和体征进行个体化调整。

2. 腹膜透析营养指标目标值

（1）生化指标。

①血清白蛋白：4.0 ～ 5.0 g/L。

②血清前白蛋白：＞ 300 mg/L。

③胆固醇：1.0 ～ 1.5 g/L。

④尿素氮：15 ～ 25 mmol/L。

（2）体重指数：20 ～ 25 kg/m²。

（3）能量及营养素摄入推荐量。

①能量。能量摄入以达到和维持目标体重为准。目标体重可以参考国际推荐适用于东方人的标准体重计算方法。年龄≤ 60 岁者能量摄入须维持在 146 kJ/（kg·d）[35 kcal/（kg·d）]，年龄 > 60 岁者 126 ～ 146 kJ/（kg·d）[30 ～ 35 kcal/（kg·d）]。再根据患者的身高、体重、性别、年龄、活动量、饮食史、合并疾病及应激状况进行调整。

②蛋白质。推荐量为 1.2 ～ 1.3 g/（kg·d），50% 饮食蛋白应为高生物价蛋白。当合并高分解代谢急性疾病时，蛋白质摄入推荐量适当增加，可同时补充复方 α- 酮酸制剂 0.075 ～ 0.120 g/（kg·d）。

③在合理摄入总能量的基础上，适当提高碳水化合物的摄入量，碳水化合物供能比应为 55% ～ 65%。有糖代谢功能异常者，应限制精制糖的摄入。

④CKD 患者每日脂肪供能比为 25% ～ 35%，其中饱和脂肪酸不超过 10%，反式脂肪酸不超过 1%。可适当提高 n –3 脂肪酸和单不饱和脂肪酸的摄入量。

⑤矿物质。腹透患者建议低磷、低钠饮食，钠摄入量限制在 3 ～ 4 g/d。腹透液中不含钾，建议腹透患者血钾维持在 3.5 ～ 5.5 mmol/L，必要时口服补钾。

⑥维生素。CKD 患者常合并维生素 D 不足或缺乏，需适量补充天然维生素 D，以改善矿物质和骨代谢紊乱。补充维生素 D 时需要监测血钙水平，避免出现高钙血症。腹透易丢失水溶性维生素，建议适当补充 B 族维生素、C 族维生素和叶酸等。

⑦膳食纤维。每日摄入量 1000 kcal/d。

⑧其他。水的摄入量＝前一天尿量 + 500 mL + 前一天腹透净脱水量。根据患者的症状和体征，进行个体化调整。

（二）营养管理的监控频率

（1）营养监控频率在维持血液透析和腹膜透析初期（半年至 1 年内）建议每 2 ～ 3 个月监测 1 次，尤其是对于可能出现营养不良的高危患者更应加强监测，建议每月监测 1 次。

（2）规律维持血液透析和腹膜透析（1 年后）、病情稳定的患者建议每半年监测 1 次，可结合患者的临床指标、体重、饮食情况等综合评估患者的营养状况。

（三）营养管理的评估内容

（1）寻找营养不良的病因。询问患者的生活方式、饮食习惯、食欲、体力活动、服用药物、尿蛋白量等，核实是否有引起营养不良的因素，以便及时纠正。

（2）评估透析充分性。了解患者的透析模式和频率、超滤量、血管通路是否通畅、干体重、血压，腹透患者还需监测尿量情况，以便评估透析充分性，及时调整透析方式。

（3）人体测量。包括体重、体重指数、肱三头肌皮褶厚度、上臂肌围及握力、小腿围等。

（4）临床指标监测。定期监测的临床指标包括 24 h 尿素排泄量、尿蛋白、血清总蛋白、白蛋白、前白蛋白、肝功能、血红蛋白、电解质、尿素氮、血清胆固醇、转铁蛋白等指标。

（5）主观综合营养评估（SGA）。

（6）服用治疗营养不良的辅助药物。包括维生素 D 及其类似物、多种维生素制剂、钙片等。

（7）精神及心理负担。初步了解患者的精神及心理状况，评估对营养状态的影响，必要时及时干预。

（四）营养管理的监控方式

灵活运用先进的信息技术手段，利用慢性肾脏病管理平台对患者进行定时随访和提醒，也可以利用电话随访、微信平台、调查问卷等方式对患者进行营养相关健康教育及复查事项提醒。

（五）营养管理的质控落实

营养管理的主要监控人员包括肾内科医师、责任护士、营养师。肾内科医师负责病史采集、全面体格检查及临床指标检测，判断患者的整体病情及综合性的营养状态；责任护士负责对患者进行膳食调查、人体测量、生活方式及膳食习惯的健康教育；营养师负责结合患者的临床资料及体征，制定个性化营养治疗方案，以及向患者普及营养知识。定期统计患者营养评估的相关数据，每季度总结数据上报临床营养质控中心，对已出现营养不良的患者，综合分析其原因，医护及营养师共同制定纠正营养不良的个体化方案，加强营养健康教育，提高患者的营养意识，鼓励其积极采取纠正营养不良的有效措施，改善预后，保证患者的生存质量。

（尹友生、王洁、史伟、叶琨）

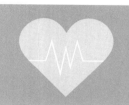

第三章
血液净化患者护理质控细则

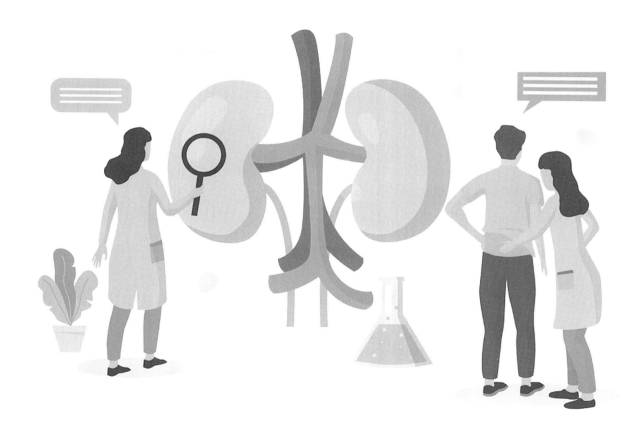

第一节　血液净化患者护理管理的质控指标

护理工作的服务宗旨最终体现于保障患者的生命安全,血液净化护理质量管理必须贯穿于护理工作的始终,全面落实质控前移,加强血液净化患者的护理质控。成立血液净化护理考核小组,制定培训计划,层层落实培训与考核,在护理操作流程的监控、人员继续教育的管理、污物处理的监控等方面进行血液净化护理质控,保证血液净化患者的治疗安全。

一、操作规程的监控

(一)考核小组

1. 培训操作考核小组架构

(1)组长:1名。

(2)副组长:1～3名。

(3)组员:5人。

2. 组长及副组长职责

(1)组长职责。加强护理队伍建设,提高护理人员综合素质,落实护理人员培训考核各项措施。

(2)副组长职责。制定切实可行的培训、考核计划,按计划落实各项工作,做好记录和监督工作,并对效果进行分析、追踪与评价,持续改进。

3. 组员职责

负责所管各级各类护士培训工作的组织、考试考核工作;定期进行小讲课及每月开展业务学习;严格按照各层级护士的准入条件、考核目标、培训要求制定培训内容,对不同层级的护士,按照要求从常用仪器、设备和抢救物品使用的制度与流程、常用护理技术操作及并发症、患者病情变化及护理重点、护理管理制度、护理常规、服务规范和标准等方面进行培训并考核;对各层级护理人员,从基础护理、专科护理、重症护理、循证护理等方面进行培养,提高各层级护理人员的综合素质。

(二)培训、考核项目及频率

培训、考核项目及频率见表3-1-1。

表 3-1-1　培训考核项目及频率

培训 / 考核项目	层级	培训次数	考核次数
血液透析护理操作	N0	4 次	2 次
	N1	2 次	1 次
	N2	2 次	1 次
	N3	1 次	1 次
血液透析滤过护理操作	N0	2 次	1 次
	N1	1 次	1 次
	N2	1 次	—
	N3	1 次	—
血液灌流护理操作	N0	2 次	1 次
	N1	1 次	1 次
	N2	1 次	—
	N3	1 次	—
CRRT 护理操作	N0	2 次	—
	N1	2 次	1 次
	N2	2 次	1 次
	N3	1 次	—

（三）考核评分标准

血液透析操作评分标准（动静脉内瘘）见表 3-1-2。

表 3-1-2　血液透析操作评分标准（动静脉内瘘）

姓名：_____　　　时间：_____　　　监考人：_____　　　分值：_____

项目		内容	分值	评分标准	扣分	得分
操作前准备（10分）		（1）用物准备：透析器、透析管路、生理盐水、护理包、穿刺针、抗凝剂、止血带、听诊器、手消液、治疗车、治疗盘、治疗巾等	5	一处不符合要求扣1分		
		（2）操作者准备：操作前着装整齐，洗手，戴口罩、帽子、护目镜，阳性治疗区穿隔离衣或围裙	5			
操作步骤（80分）	1. 透析前准备（14分）	（1）手消毒，核对患者身份，与辅助护士核对患者的姓名、ID 号、医嘱、透析器型号等	3	未核对扣2分，一处不符合要求扣1分		
		（2）机器准备：手消毒，检查透析机电路连接是否正常，有无漏电或连接不牢；开机自检，自检通过；检查 A 液和 B 液有效期及各离子浓度是否与医嘱一致	2			
		（3）评估患者情况及动静脉内瘘情况 ①手消毒，评估患者的临床症状、生命体征、体重等，根据透析处方询问患者情况	2	不评估扣3分，一处不符合要求扣1分		
		②询问患者是否清洗内瘘手臂，协助患者取舒适体位	2			
		③手消毒，通过视诊、听诊、触诊（触诊两步）评估动静脉内瘘情况	3			
		④告知患者穿刺的目的、步骤、配合注意事项、穿刺中可能出现的风险等	2			

续表

项目		内容	分值	评分标准	扣分	得分
操作步骤（80分）	2. 密闭式预冲（25分）〔干膜（4）、（5）和湿膜（9）两项选一项〕	（1）手消毒，检查透析器及透析管路有无破损，外包装是否完好，查看有效日期、型号，检查生理盐水、穿刺针、碘伏等的有效期	3	不检查扣2分，不核对扣5分，不按照体外循环的血流方向安装扣5分，其他一处不符合要求扣1分，直至扣完本项目分值		
		（2）打开透析器外包装，将透析器静脉端朝上固定于透析机架上，并将透析器条码贴在透析记录单上；打开血液管路外包装，动脉管路尾端固定于透析架上，安装泵管，将动脉壶倒置，连接透析器端，连接动脉监测	3			
		（3）取出静脉管路连接透析器静脉端，安装静脉壶，锁好空气锁，连接静脉监测；静脉尾端连接废液收集袋，将废液收集袋及静脉端夹子挂于输液架上（靠患者侧），不得低于操作者腰部以下。检查管路安装，确保夹闭不用的侧管，帽子不松脱，打开监测功能	3			
		（4）消毒生理盐水倒挂在输液架上，输液管连接血液回路动脉端，启动血泵速度为100 mL/min，生理盐水持平动脉壶液面2/3～3/4时，将动脉壶正置	2			
		（5）生理盐水至静脉壶时，提高液面至2/3～3/4，调节血泵速度为200～300 mL/min，轻拍透析器静脉端，排净膜内气体	3			
		（6）安装旁路，排净透析器透析液室（膜外）气体，将透析器动脉端朝上固定于透析机架上	3			
		（7）预冲量达到800～1000 mL，停血泵，分离输液管接到动脉管路侧管，按照血流方向检查管路各连接口，透析器静脉端朝上	3			
		（8）预冲完毕，根据医嘱设置治疗参数，并与辅助护士核对治疗参数	5			
		（9）如透析器有预冲液，透析器静脉端朝上，固定于透析机架上，安装透析器旁路，按照体外循环血流方向安装动静脉管路，启动血泵速度为200～300 mL/min预冲，生理盐水冲至透析管路动脉末端处，关血泵，连接透析器	5			
	3. 建立血管通路（20分）	（1）配制抗凝剂放入治疗盘内，将穿刺针、护理包、治疗盘、止血带放置于治疗车上；手消毒，打开穿刺针放入治疗盘内；打开护理包，物品放置于治疗盘内，手消毒，取出治疗巾铺在患者内瘘侧手臂处；手消毒，戴手套	4	一处不符合要求扣1分		
		（2）消毒选好的穿刺部位及穿刺点，用碘伏以穿刺点为中心从内向外消毒2次（正反消毒各1次），消毒范围为8～10 cm，待干。检查并准备好穿刺针，拔出针帽，右手持穿刺针，针尖斜面向上或向左，与皮肤呈20°～40°，左手绷紧皮肤，在血管上方或血管外侧缘进针，直接刺入血管，见回血后与血管平行将针体2/3轻轻推入，穿刺成功后夹闭穿刺针夹子，左手固定针柄，右手用U型胶布交叉固定穿刺针针翼，用无菌敷贴覆盖针眼，桥式固定穿刺针，根据医嘱推注首剂量抗凝剂	8	消毒范围未达8～10 cm扣5分，穿刺方法不正确扣2分，穿刺不成功扣6分		
		（3）以同样方法穿刺动脉并固定妥善	8			

续表

项目		内容	分值	评分标准	扣分	得分
操作步骤（80分）	4. 建立体外循环（21分）[（1）和（2）两项选一项]	（1）全预冲连接。连接动静脉穿刺针，安装抗凝剂，遵医嘱设置抗凝剂用量，启动注射泵，脱无菌手套，手消毒，固定动静脉管路，开启血泵，以100 mL/min血流量引血，待血流到静脉壶，调整血流量，进入透析状态	8	安装抗凝剂后不脱手套接触机器面板 扣5分，其他一处不符合要求扣1分		
		（2）非全预冲连接：穿刺护士连接动脉穿刺针，辅助护士开启血泵，以100 mL/min血流量引血，待血流到静脉壶，辅助护士关闭血泵，连接静脉穿刺针，辅助护士开启血泵，调整血流量，进入透析状态。安装抗凝剂：用5 mL注射器给首剂肝素，脱无菌手套，手消毒，安装20 mL肝素注射器，遵医嘱设置抗凝剂用量，启动注射泵，手消毒，固定动静脉管路。未用5 mL注射器给首剂肝素，戴手套安装20 mL肝素注射器，辅助护士设置抗凝剂用量，启动注射泵；穿刺护士脱无菌手套，手消毒，固定动静脉管路	8			
		（3）按照血流方向检查穿刺针、管路、透析器，手消毒	3	未检查扣2分，未双人核对扣5分，其他一处不符合要求扣1分		
		（4）测量患者的血压、脉搏，手消毒，与辅助护士双人核对各项参数，记录并双人签名	6			
		（5）手消毒，戴手套擦拭消毒机器表面；手消毒，处理用物	4			
操作后评价（10分）		（1）操作过程中注意与患者沟通	3	不沟通扣3分，不交代扣2分，一处不符合要求扣1分		
		（2）全过程动作熟练、规范	3			
		（3）符合无菌操作原则，手卫生时机准确，手消毒方法标准	2			
		（4）交代注意事项	2			

（四）反馈与改进

1. 考核成绩

血液透析操作考核成绩表见表3-1-3。

表 3-1-3　血液透析操作考核成绩表

序号	姓名	时间	项目	分数

2.考核情况反馈及整改

考核情况反馈及整改内容见表 3–1–4。

表 3–1–4 考核情况反馈及整改内容

整体情况反馈	整改情况
密闭式预冲操作整体好，统一性强	加强操作流程的培训， 加强无菌技术的培训
内瘘评估方面，触诊不全	
穿刺方面，正反消毒未完全掌握	
U 型固定须统一	
体外连接无菌操作技术欠缺	

二、人员继续教育的管理

根据科室护理人员情况选送护理人员到区外进修或外出学习，培养专科护士，参加区内外各种护理学术会议，具体见表 3–1–5。

表 3–1–5 人员继续教育管理

层级	继续教育形式	次数	考评要求
N0、N1	业务讲座、护理查房、疑难病例讨论、优秀论文及读书心得交流	科室至少 1 次 / 月	实行学分制。1 年继续医学教育学分不少于 25 学分，其中 I 类学分不低于 5 学分，II 类学分 15～20 学分
N2、N3		大科室至少 1 次 / 季度	
N0	技能培训	专科技能培训至少 2 次 / 月	
N1	技能培训	专科技能培训至少 1 次 / 月	
N2	技能培训	专科技能培训至少 1 次 / 季度	
N3	技能培训	指导下级护理人员进行基础护理、专科技能培训	

三、污物处理的监控

血液净化中心医疗废物的收集、保管必须由专人负责，并接受一定的专业培训，具有一定的专业知识。医疗废物包装袋（箱）颜色为黄色，生活垃圾包装袋为黑色，针头及玻璃等投放于锐器盒。在每个包装袋（箱）上粘贴警示标识及不同类别医疗废物的中文标签。中文标签的内容：科室、交接日期、医疗废物类别、经手人签名。物业履行医疗废物打包、封口、称重职责，并在医疗垃圾交接单上登记，当班护理人员签名，具体见表 3–1–6。

表 3-1-6　医疗废物交接联单

编号：_____　　　　　　　　　　　　　　年_____月_____日_____时_____

医疗废物产生科室：	种类：医技感染性废物（　　）、病理性废物（　　） 临床感染性废物（　　）、损伤性废物（　　）	
重量或数量（kg、箱）：		
经办人签名：	废物运送人员签名：	医疗废物暂存处工作人员签名：

注：1. 使用医院废物专用黄色塑料袋；

2. 禁止将医疗废物混入生活垃圾；

3. 交接单保管 3 年。

（李家燕、唐业莹）

第二节　血液净化患者护理质控细则

一、患者日常护理饮食宣教

（一）饮食原则

高热量、优质高蛋白、高钙低磷、低盐低钾、控制水分摄入、补充水溶性维生素。

（1）摄取足够的蛋白质和热量。每周透析 2 次的患者，蛋白质的摄入量为 1.0～1.2 g/（kg·d）；每周透析 3 次的患者，蛋白质的摄入量为 1.2～1.5 g/（kg·d）。以动物蛋白为主，如牛奶、鸡蛋、瘦肉、鱼等。热量供给为 125.6～146.5 kJ/kg（或 30～35 kcal/kg），每天摄入饮食中糖类占 60%～65%，脂肪占 35%～40%。

（2）限制钠盐摄入。控制在 3～5 g/d，严重高血压、水肿或血钠较高者，钠的摄入量控制在 2 g/d。

（3）限制钾、磷摄入。

①含钾量较高的食物：苋菜、菠菜、甘薯、土豆、荸荠、慈菇、香菇、冬菇、蘑菇、豌豆、蚕豆、毛豆、海带、莲子、榨菜、香蕉、橘子、花生、干贝、芹菜、南瓜及动物内脏。一旦出现心率缓慢、四肢及口角麻木等高钾血症症状，及时通知医生。

②含磷量较高的食物：蛋黄、全麦面、动物内脏、干豆、坚果、奶粉、巧克力、海米、小米、绿豆及软饮料等。

（4）体重增加应控制在每两次透析间增长不超过 5%。尿毒症患者尿量少，应尽量减少每天对水的摄入量，最好不喝茶、不喝汤、不吃稀饭。

（二）宣教频率

1～2周1次。

（三）宣教方式

（1）随机性指导。当班护士在治疗、护理、巡视的过程中进行针对性指导。

（2）计划性指导。由责任护士与患者一对一交谈。耐心解答患者的疑问，针对个别病例逐项指导，协助制定个体健康指导方案。

（3）书面指导。责任护士通过发放健康指导处方、手册，使患者和家属了解相关知识。

（四）反馈方式

反馈方式见表3-2-1。

表 3-2-1　健康教育效果评价表

时间	宣教内容	评价对象	效果评价				知晓率	评价人	备注
			知晓	理解	遵从	行为改变			

（五）健康教育流程

健康教育工作责任制→培训考核→资料管理→每月总结→总结。

二、患者血管通路维护的护理要求

（一）血管通路预先保护措施

血管通路建立后的挑战在于使动静脉内瘘在透析过程中适合穿刺并可长期使用。理想的通路是在非优势手臂的远端开始到近端逐渐建立。但随着糖尿病肾病、高血压病、老年患者、肥胖患者的不断增加，以及透析龄的不断延长，导致早已存在一定程度的血管病变，从而难以建立理想的血管通路，同时包括之前的中心静脉置管、周边血管的反复静脉穿刺等，致使静脉资源严重耗竭。因此，为慢性肾脏病患者预留血管是保护患者生命线最重要的环节之一。具体保护建议如下。

（1）CKD 患者，应该从确诊 CKD 3 期开始进行上肢血管预留教育。

（2）避免不必要的上肢静脉穿刺输液（尤其是 CKD 4 期和 CKD5 期患者）。患者如确需上肢静脉穿刺，可考虑手背静脉。尽量避免在上肢静脉留置套管针、锁骨下静脉置管或经外周静脉置入导管。

（3）血管条件较差的患者，可提前进行束臂握球锻炼。

（4）上肢皮肤有病变的患者，应尽早给予相应的治疗。

（5）需安装心脏节律装置的患者，可考虑心外膜电极以保存中心静脉。

（6）建议对透析患者设计并保护其他有效血管资源，包括腹透。

（二）血管通路的质控标准

为长期维持血管通路的有效功能，降低并发症及再次手术率和住院率，血管通路管理团队需指定明确的血管通路质控标准，以规范评估、操作、监测及分析通路质控数据等，及早发现血管通路相关并发症，从而适时采取有效干预措施，延长通路使用寿命。

（1）初期内瘘的使用遵循"四定一给予"原则：定人、定部位、定穿刺针、定穿刺时间、给予首次内瘘使用教育。

（2）内瘘首次使用，需判定生理成熟及临床成熟程度。判定条件：内瘘建立至少 1 个月，最好 2 ～ 3 个月，同时满足自然血流量＞ 500 mL/min、直径＞ 5 mm、皮下深度＜ 6 mm。可穿刺 2 针，泵控流量在 200 mL/min 以上，预见拔针正确压迫后外渗风险最小。

（3）内瘘首次使用由通路团队进行穿刺评估选择血管，必要时使用超声确定穿刺点。使用 17 号穿刺针穿刺，建议有条件的单位可使用套管针穿刺，选择外周血管做静脉回路。

（4）初期内瘘穿刺建议遵循的原则：如有血透导管及成熟自体动静脉内瘘，可首先穿刺 1 针，3 次穿刺成功后考虑拔除导管；如无血透导管，只有成熟自体动静脉内瘘，可从 2 针开始；如通路为成熟的人工血管内瘘，可穿刺 2 针。

（5）建议复杂内瘘的穿刺使用可视设备，如通过超声进行评估及引导穿刺，提高穿刺成功率。

（6）通路团队评估拟定穿刺方案后，每名护士尝试内瘘穿刺次数不超过 2 次，患者被尝试穿刺总次数不超过 4 次。

（7）新启用内瘘初期穿刺时间为 2 ～ 3 个月，由通路团队穿刺 10 次左右，再根据穿刺血管情况拟订下一步穿刺计划。

（8）内瘘使用初期保证穿刺护士与拔针护士一致，或进行床旁交接班。

（9）压迫止血手法正确，建议使用两指压迫技术，注意拔针与进针角度一致，完全拔出、瞬间压迫，充分止血。

（10）穿刺护士负责为首次使用内瘘患者宣教，告知患者内瘘的维护方法及注意事项，建议粘贴统一标识于病例首页，以提示穿刺者。

（11）自体内瘘可采用绳梯或扣眼穿刺法，移植物内瘘采用绳梯穿刺法。通路团队落实患者绳梯穿刺法的质控执行。

（12）执行血管通路物理评估，每次穿刺前评估、每月动态评估。

（13）通路团队负责指导当班护士预见及处理透析过程中的穿刺问题，正确处理相关意外事件。遵医嘱给予内瘘维护措施，如远红外线照射等。

（14）每周与医生进行血管通路交班，讨论疑难血管通路问题，共同制订下一步穿刺方案。组织血管通路月查房及专项护理查房，持续改进管理质量。

（15）建立血管通路相关并发症，如血肿、渗血、感染、血栓形成、穿刺相关动脉瘤、穿刺针脱出及穿刺相关急诊非计划住院率等专科监测敏感指标，利用管理工具持续进行质量改进分析。

（16）有效指导患者主动参与血管通路管理，如更换穿刺点，按时进行动静脉内瘘超声筛查监测、血管通路异常监测等。

（17）通路团队有计划地检查、监测内瘘，定期评价内瘘的临床参数和透析充分性。

（三）动静脉内瘘物理检查实施方法

通过物理检查来判断血管通路是否存在异常是透析治疗评估的必要组成部分，一旦监测到血管通路异常，进一步的血管通路评估是必须的。物理检查用来进行早期诊断和早期预警，以阻止通路的失功。动静脉内瘘狭窄是血栓形成的重要原因，有经验的医护人员通过物理检查能够很好地预测狭窄指征。

动静脉内瘘物理检查的方法主要包括视诊、触诊、听诊 3 种方法，以及搏动增强试验和举臂试验 2 个试验。

1. 视诊

（1）观察内瘘瘘体段及流出段血管直径、走行，是否存在侧支、有无可供穿刺的血管；是否存在血管的局部扩张、瘤样扩张或局部血管迂曲、塌陷；局部是否存在皮肤红肿、破溃、硬结等感染表现。

（2）观察内瘘侧手的甲床、手指、掌背颜色，有无苍白、肿胀、静脉曲张等表现，判断血运是否良好。

（3）注意肩颈、胸壁、颜面部是否存在浅表血管扩张，有无颜面部肿胀。

2. 触诊

应用手指指腹依次触摸流入段、瘘体与流出段，感觉血管的粗细和张力、搏动的强弱、震颤的强度及范围等，判断血管张力是否正常，是否存在局部搏动增强或"水冲脉"，有无局部血管塌陷、变细；动脉吻合口及瘘体段是否存在震颤，以及有无震颤减弱或局部增强；了解有无皮温增高或上肢肿胀，对比双手的皮温、握力、活动度是否相同。

3. 听诊

通过辨别内瘘处杂音性质及杂音分期来评价内瘘的情况。听诊时要注意杂音的音调、分期和连续性。使用听诊器依次听诊流入段、瘘体及流出段。

4. 搏动增强试验

用手指完全压闭内瘘静脉段吻合口近端，观察压闭处远端搏动是否增强。用于判断内瘘流入段血管功能状态。

5. 举臂试验

患者取仰卧位，举起内瘘侧上肢，静脉段回流通畅。当抬高至心脏水平时，正常的通路会有所塌陷。用于评估瘘体、流出段、中心静脉段血管狭窄。

（李家燕、唐业莹、陈启曦）

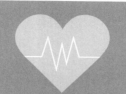

第四章
腹膜透析质控管理

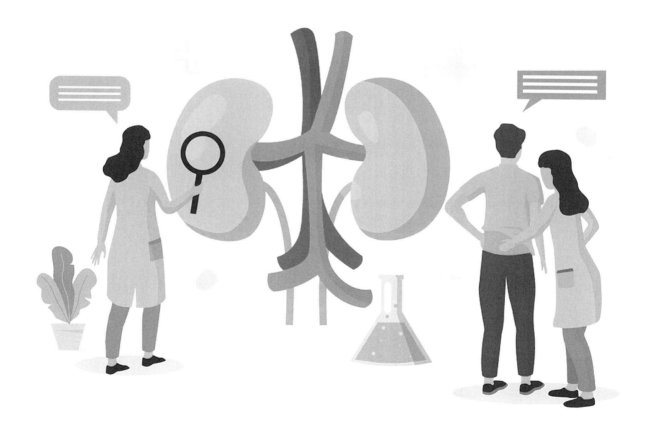

第一节　腹膜透析指标监测

一、腹膜透析插管及并发症的质控指标

（一）导管功能存活率

（1）定义。在 1 年末，导管功能性通畅，能够被使用的比例（除外死亡和选择性模式转换，如移植或非导管因素导致的转血透）。

（2）计算公式。

$$1 年末导管功能存活率 = \frac{1 年末导管功能存活的患者数量}{腹膜透析患者数量} \times 100\%$$

（3）意义。导管功能存活率是一个综合指标，以 1 年末导管功能性通畅，能够被使用的比例作为评估终点，不论导致技术失败的具体原因为哪一种，都可以认为是该中心插管技术水平的综合体现。尽可能地减少各种并发症的发生，才能从根本上提高导管通畅率。根据国际腹膜透析协会（international society for peritoneal dialysis，ISPD）指南的推荐，1 年末的导管功能性通畅率应达到 80% 以上。

（4）质控方法。这是一个综合指标，建议定期将中心的导管通畅率做统计并向腹膜透析团队成员（包括腹透置管的手术医生、腹透护士、肾内科医生）通报，召开协调会议，讨论可能改进的节点，制订可行的改进方案，追踪实施情况，持续进行质量改进。

（二）插管相关肠穿孔发生率

（1）定义。腹膜透析插管术后发生手术相关肠穿孔的比例。

（2）计算公式。

$$插管相关肠穿孔发生率 = \frac{发生肠穿孔的患者数量}{腹膜透析患者数量} \times 100\%$$

（3）意义。与插管手术相关的肠穿孔不常发生，但一旦发生后果严重，因此需要高度警惕。根据 ISPD 的推荐，插管相关肠穿孔的发生率不应超过 1%。

（4）质控方法。腹膜透析管理团队要掌握本中心新置管行腹膜透析患者的动态，做好腹膜透析患者术后的管理，以预防为主，出现腹痛、发热等症状和腹膜炎体征要格外重视，观察患者腹膜液中是否有食物残渣漏出。一旦确诊，治疗原则包括积极抗感染，禁食、禁水，营养支持，外科介入，并做好数据登记。

（三）插管相关膀胱穿孔发生率

（1）定义。腹膜透析插管术后发生的手术相关膀胱穿孔的比例。

（2）计算公式。

$$插管相关膀胱穿孔发生率 = \frac{发生膀胱穿孔的患者数量}{腹膜透析患者数量} \times 100\%$$

（3）意义。与插管手术相关的膀胱穿孔也是手术相关并发症中严重的一种，应以预防为主，尽量避免发生，发生率不应超过 1%。

（4）质控方法。术前排空膀胱是预防插管相关膀胱穿孔的有效方法。有可能导致术中膀胱仍然充盈的潜在因素，如神经源性膀胱、脊柱神经损伤、下尿路梗阻导致的显著残余尿，或术前短时间内使用大剂量利尿剂，可于术前留置导尿管，以确保手术过程中无膀胱尿潴留，并做好数据登记。

（四）插管相关出血发生率

（1）定义。腹膜透析插管术中和术后发生的手术相关显著出血（需要输血或外科干预）的比例。

（2）计算公式。

$$插管相关出血发生率 = \frac{发生插管相关出血的患者数量}{腹膜透析患者数量} \times 100\%$$

（3）意义。腹膜透析插管术中和术后发生的手术相关显著出血（需要输血或外科干预），由于尿毒症患者凝血功能的异常，术中止血常比普通患者更为困难，术后出血的情况也不少见，但以创面少量渗血为多，需要输血或外科干预的严重出血并不多见。根据 ISPD 的推荐，严重出血的发生率不应超过 1%。

（4）质控方法。腹膜透析管理团队要掌握本中心新置管行腹膜透析患者的动态，做好腹膜透析患者术后的管理，出现插管处渗血，立即报告手术医师进行处理；做好患者生命体征的监测，在对症支持治疗的基础上，针对病因积极处理，并做好数据登记。

（五）插管相关渗漏发生率

（1）定义。腹膜透析插管术后腹透液沿腹透导管发生的渗漏并因此需要外科干预的比例。

（2）计算公式。

$$插管相关渗漏发生率 = \frac{发生渗漏的患者数量}{腹膜透析患者数量} \times 100\%$$

（3）意义。腹膜透析插管后，腹透液沿腹透导管发生渗漏而影响透析治疗。根据 ISPD 的推荐，插管相关渗漏发生率不应超过 5%。

（4）质控方法。腹透插管相关渗漏的诊断不困难，可看到出口附近敷料反复浸湿。插管相关渗漏的主要危险因素包括与手术本身相关的因素，手术过程中应严格遵守操作流程。术后如病情允许，避免过早开始透析；如病情需要，早期透析应采用卧位，低剂量透析，避免腹腔压力过高。对于营养不良或过度肥胖的患者要特别注意，适当延后开始透析时间。一旦出现插管相关渗漏，立即报告手术医师进行处理，并做好数据登记。

（六）插管相关腹膜炎发生率

（1）定义。腹膜透析插管术后 2 周内发生腹膜炎的比例。

（2）计算公式。

$$插管相关腹膜炎发生率＝\frac{发生插管相关腹膜炎的患者数量}{腹膜透析患者数量}×100\%$$

（3）意义。插管术后 2 周内发生的腹膜炎定义为插管相关腹膜炎。根据 ISPD 的推荐，插管相关腹膜炎发生率不应超过 5%。

（4）质控方法。腹膜透析管理团队要熟悉本中心腹膜透析患者的动态，做好腹膜透析患者术后的管理。包括严格执行无菌操作；每天紫外线消毒及更换腹膜透析腰带；了解患者的大便是否通畅，出现腹泻及时处理；做好术后患者腹水常规检查，发现腹水异常指标立即报告医师进行处理，确诊后做好数据登记。

（七）插管相关出口和隧道感染发生率

（1）定义。腹膜透析插管术后 2 周内发生出口和隧道感染的比例。

（2）计算公式。

$$插管相关出口和隧道感染发生率＝\frac{发生出口和隧道感染的患者数量}{腹膜透析患者数量}×100\%$$

（3）意义。插管术后 2 周内发生的出口和隧道感染定义为插管相关出口和隧道感染。根据 ISPD 的推荐，插管相关出口和隧道感染发生率不应超过 5%。

（4）质控方法。腹膜透析管理团队要熟悉本中心腹膜透析患者的动态，做好腹膜透析患者术后的管理（表 4-1-1），做好术后患者出口处换药工作，发现异常立即报告医师进行处理；留取管口分泌物进行培养及用莫匹罗星软膏外用治疗，用红外线治疗仪对管口进行照射治疗，并做好数据登记。

表 4-1-1　腹膜透析管口评估表

姓名：_____　　　年龄：_____　　　腹膜透析号：_____　　　日期：_____

1. 肿胀		
□ 0 分	□ 1 分	□ 2 分
无	仅限出口，< 0.5 cm	> 0.5 cm 或隧道
2. 痂		
□ 0 分	□ 1 分	□ 2 分
无	< 0.5 cm	> 0.5 cm
3. 发红		
□ 0 分	□ 1 分	□ 2 分
无	< 0.5 cm	> 0.5 cm
4. 疼痛		
□ 0 分	□ 1 分	□ 2 分
无	轻微	严重
5. 分泌物		
□ 0 分	□ 1 分	□ 2 分
无	浆液性	脓性
6. 外 cuff		
□完好	□完全外露	□部分外露
距离出_____cm		
7. 急性感染（< 4 周）□		
8. 慢性感染（> 4 周）□		

二、腹膜透析随访的质控指标

（一）腹膜透析治疗室消毒合格率

（1）定义。腹膜透析中心治疗室消毒合格（空气细菌培养数量 < 500 CFU/m³、物品表面细菌培养数量 < 10 CFU/m²）的月份数量在当年所占的比率。

（2）计算公式。

$$腹膜透析治疗室消毒合格率 = \frac{治疗室消毒合格月份数量}{12} \times 100\%$$

（3）意义。反映腹膜透析中心感染控制情况，要求合格率为 100%。

（4）质控方法。每月对腹膜透析治疗用培养瓶进行细菌及真菌监测；每天 24 h 紫外线消毒，人员进出戴口罩、帽子及鞋套。

（二）腹膜透析相关性腹膜炎发生率

（1）定义。腹膜透析患者发生腹膜透析相关性腹膜炎的比例。

（2）计算公式。

$$腹膜透析相关性腹膜炎发生率（1次／病人月）＝\frac{腹膜透析患者相关性腹膜炎发生次数总和}{该年度腹膜透析患者月份总和}×100\%$$

（3）意义。腹膜透析相关腹膜炎属于腹膜透析相关感染，是腹膜透析最常见的急性并发症，长期严重的腹膜透析相关性腹膜炎会导致腹膜超滤不充分，最终可能导致腹膜超滤衰竭，是造成腹膜透析技术失败和患者死亡的主要原因之一。根据腹膜透析指南的推荐，腹膜透析相关性腹膜炎低于30个透析患者月1次。

（4）质控方法。腹膜透析管理团队要熟悉本中心腹膜透析患者的动态，做好腹膜透析患者的管理，尤其是对腹膜透析患者的随访，包括门诊、住院、电话等随访方式。患者出现腹痛、发热及腹透液浑浊等异常情况，立即通知透析中心处理，确诊后做好数据登记。要求腹膜炎患者治疗前后都要更换外接短管，填写"腹膜透析相关性腹膜炎调查表"（表4-1-2），从个人卫生、换液环境、操作要求、侵入性操作、并发症及营养状况等方面进行设计，针对患者存在的问题进行再培训及再考核，根据调查表情况进行家访。从早期的宣教，腹膜透析置管患者的反复强化培训，再到腹膜感染的早期诊断、病原体的培养及确认敏感抗生素、给药途径与疗程，血透及拔管指征，患者居家随访及患者居家无菌操作观念的再强化、再培训等，医护人员应综合分析判断，消除病因，应用足量、有效的抗生素，制订最有效的诊治方案，并持续改进和提升质量。

表 4-1-2　腹膜透析相关性腹膜炎调查表

姓名：_____　　　年龄：_____　　　腹膜透析号：_____

首发○　　　　　再发○　　　　　复发○

项目	内容	评估情况	
		是	否
个人卫生	1. 指甲是否符合要求		
	2. 长发是否清洁		
	3. 衣物是否清洁		
	4. 操作前是否流动水洗手2min		
	5. 回家是否换干净衣服		
	6. 洗澡频率		
	7. 家庭卫生环境		

续表

项目	内容	评估情况	
		是	否
换液环境	1. 垃圾场		
	2. 养宠物		
	3. 工地		
	4. 家禽环境		
操作要求	1. 紫外线使用		
	2. 地面清洁与消毒		
	3. 紫外线是否清洁		
	4. 门窗、电扇、空调是否关闭		
	5. 洗手步骤		
	6. 洗手时间		
	7. 是否戴口罩		
	8. 必要时戴帽子		
	9. 更换腹透液的各项检查		
	10. 换液时对接是否污染		
	11. 连接碘伏帽时是否污染		
	12. 碘伏帽是否每次更换		
	13. 操作过程中触摸其他东西后未用速干液洗手		
	14. 如透析液不过夜，连接过的透析液是否重复使用		
侵入性操作	1. 口腔操作		
	2. 肠道操作		
	3. 膀胱操作		
	4. 胃镜操作		
	5. 节育器操作		
	6. 导尿操作		
	7. 妇科操作		
并发症	1. 呼吸道感染		
	2. 泌尿系统感染		
	3. 肠道感染		
	4. 生殖系统感染		
	5. 皮肤、五官感染		
	6. 电解质紊乱		
营养状况	营养不良		

（三）腹膜透析患者退出率

（1）定义。腹膜透析患者退出腹膜透析的比例，如转血液透析或肾移植。

（2）计算公式。

$$腹膜透析患者退出率 = \frac{腹膜透析患者退出人数}{腹膜透析患者总人数} \times 100\%$$

（3）意义。反映中心腹膜透析技术生存率的关键指标。

（4）质控方法。腹膜透析管理团队要熟悉本中心腹膜透析患者的动态，做好腹膜透析患者的管理，尤其是对腹膜透析患者的随访，包括门诊、住院、电话等随访方式。患者退出腹膜透析要及时与透析中心联系。

（四）腹膜平衡试验记录完成率

（1）定义。每 6 个月腹膜透析患者完成腹膜平衡试验记录的比例。

（2）计算公式。

$$腹膜平衡试验记录完成率 = \frac{6 个月内完成腹膜平衡试验记录的腹膜透析患者人数}{腹膜透析患者总人数} \times 100\%$$

（3）意义。评价腹膜透析患者对溶质和水的清除能力，是腹膜透析方式和透析方案制订的依据。腹膜平衡试验：开始透析 6 个月内，每月 1 次；之后每 6 个月 1 次。

（4）质控方法。腹膜透析管理团队要熟悉本中心腹膜透析患者的动态，做好腹膜透析患者的管理，尤其是对腹膜透析患者的随访，包括门诊、住院、电话等随访方式。

（五）高血压控制率

（1）定义。每年年底存活的血压 < 140/90 mmHg 的 60 岁以下患者和血压 < 150/90 mmHg 的 60 岁以上患者占总腹膜透析患者数量的比例。

（2）计算公式。

$$高血压控制率 = \frac{透析前血压 < 140/90\ mmHg\ 的\ 60\ 岁以下患者和血压 < 150/90\ mmHg\ 的\ 60\ 岁以上患者人数}{腹膜透析患者总人数} \times 100\%$$

（3）意义。反映腹膜透析患者高血压治疗是否达标。

（4）质控方法。腹膜透析管理团队要熟悉本中心腹膜透析患者的动态，做好对腹膜透析患者的随访，包括门诊、住院、电话等随访方式，尤其是电话随访，掌握透析患者每天的血压变化情况，及时调整降压方案。

（六）腹膜透析患者血磷达标率

（1）定义。腹膜透析患者血磷达标的比例。

（2）计算公式。

$$腹膜透析患者血磷达标率＝\frac{腹膜透析患者血磷达标人数}{腹膜透析患者检验血磷总人数}×100\%$$

（3）意义。根据腹膜透析 SOP 的推荐，腹膜透析患者血磷宜维持在 1.13 ～ 1.78 mmol/L。

（4）质控方法。腹膜透析管理团队要熟悉本中心腹膜透析患者的动态，做好对腹膜透析患者的随访，包括门诊、住院、电话等随访方式。透析患者每 1 ～ 3 个月检测 1 次血磷，对不达标者要加强管理。

（七）腹膜透析患者血钙达标率

（1）定义。腹膜透析患者血钙达标的比例。

（2）计算公式。

$$腹膜透析患者血钙达标率＝\frac{腹膜透析患者血钙达标人数}{腹膜透析患者检验血钙总人数}×100\%$$

（3）意义。根据腹膜透析 SOP 的推荐，腹膜透析患者血钙宜维持在 2.0 ～ 2.5 mmol/L。

（4）质控方法。腹膜透析管理团队要熟悉本中心腹膜透析患者的动态，做好对腹膜透析患者的随访，包括门诊、住院、电话等随访方式。透析患者每 1 ～ 3 个月检测 1 次血钙，对不达标者要加强管理。

（八）腹膜透析患者血红蛋白完成率与达标率

（1）腹膜透析患者血红蛋白定时检验完成率。

①定义。每 3 个月，腹膜透析患者完成血常规检验的比率。

②计算公式。

$$腹膜透析患者的血常规定时检验完成率＝\frac{3个月内完成血常规检验的腹膜透析患者人数}{腹膜透析患者总人数}×100\%$$

③意义。反映腹膜透析中心对患者透析状态和并发症的评估情况。

（2）腹膜透析患者血红蛋白达标率。

①定义。腹膜透析患者血红蛋白达标的比例。

②计算公式。

$$腹膜透析患者血红蛋白达标率 = \frac{腹膜透析患者血红蛋白达标人数}{腹膜透析患者检验血红蛋白总人数} \times 100\%$$

③意义。根据腹膜透析 SOP 的推荐，腹膜透析患者血红蛋白宜维持在 100 ～ 110 g/L。

（3）质控方法。腹膜透析管理团队要熟悉本中心腹膜透析患者的动态，做好对腹膜透析患者的随访，包括门诊、住院、电话等随访方式。透析患者建议每月检测 1 次血红蛋白，达到目标值且病情稳定后，应至少 3 个月检测 1 次，对不达标者要加强管理。

（九）腹膜透析患者血清白蛋白和血清前白蛋白达标率

（1）定义。腹膜透析患者血清白蛋白和前白蛋白达标的比例。

（2）计算公式。

$$腹膜透析患者血清白蛋白达标率 = \frac{腹膜透析患者血清白蛋白达标人数}{腹膜透析患者检验血清白蛋白总人数} \times 100\%$$

$$腹膜透析患者血清前白蛋白达标率 = \frac{腹膜透析患者血清前白蛋白达标人数}{腹膜透析患者检验血清前白蛋白总人数} \times 100\%$$

（3）意义。根据腹膜透析 SOP 的推荐，腹膜透析患者宜维持血清白蛋白不低于 35 g/L、前白蛋白不低于 300 mg/L。血清白蛋白在临床上能有效地反映腹膜透析患者的营养状况，被推荐为一种常规的监测指标，代表机体内脏蛋白质的储存情况，是预测腹膜透析患者死亡的危险因子。但是血清白蛋白反映腹膜透析患者的营养状态尚欠敏感，其原因一方面是血清白蛋白水平受感染或炎症、脱水或水肿、经腹膜透析液或尿液丢失蛋白质和酸中毒等非营养性因素的影响；另一方面血清白蛋白的半衰期大约为 20 d，无法敏感地反映患者的营养状况。血清前白蛋白由于半衰期仅为 1.9 d，反映营养状况较白蛋白更为敏感。

（4）质控方法。腹膜透析管理团队要熟悉本中心腹膜透析患者的动态，做好对腹膜透析患者的随访，包括门诊、住院、电话等随访方式。透析患者每 6 个月检测 1 次血清白蛋白和血清前白蛋白，对不达标者要加强管理。

（十）腹膜透析患者甲状旁腺激素检验完成率与达标率

（1）腹膜透析患者完成甲状旁腺激素检验的比例。

①定义。每 6 个月腹膜透析患者完成甲状旁腺激素检验的比例。

②计算公式。

$$\begin{array}{c}腹膜透析患者甲状旁腺\\激素定时检验完成率\end{array} = \frac{6 个月内完成甲状旁腺激素检验的腹膜透析患者人数}{腹膜透析患者总人数} \times 100\%$$

③意义。反映腹膜透析中心对患者透析状态和并发症的评估情况。

（2）腹膜透析患者甲状旁腺激素达标率。

①定义。腹膜透析患者甲状旁腺激素达标的比例。

②计算公式。

$$腹膜透析患者甲状旁腺激素达标率 = \frac{腹膜透析患者甲状旁腺激素达标人数}{腹膜透析患者检验甲状旁腺激素总人数} \times 100\%$$

③意义。根据腹膜透析 SOP 的推荐，腹膜透析患者甲状旁腺激素宜维持在 150 ～ 300 pg/mL。

（3）质控方法。腹膜透析管理团队要熟悉本中心腹膜透析患者的动态，做好腹膜透析患者管理，尤其是对腹膜透析患者的随访，包括门诊、住院、电话等随访方式。腹膜透析患者每 6 个月检测 1 次甲状旁腺激素，对不达标者要加强管理。

（十一）腹膜透析患者尿素清除指数及内生肌酐清除率记录完成率与达标率

（1）腹膜透析患者尿素清除指数及内生肌酐清除率记录完成率。

①定义：每 6 个月腹膜透析患者完成尿素清除指数及内生肌酐清除率记录的比例。

②计算公式。

$$腹膜透析患者尿素清除指数记录完成率 = \frac{6 个月内完成总尿素清除指数记录的腹膜透析患者人数}{腹膜透析患者总人数} \times 100\%$$

$$腹膜透析患者内生肌酐清除率记录完成率 = \frac{6 个月内完成内生肌酐清除率记录的腹膜透析患者人数}{腹膜透析患者总人数} \times 100\%$$

③意义：反映腹膜透析患者的透析充分性和透析质量。

（2）腹膜透析患者尿素清除指数及内生肌酐清除率达标率。

①定义：腹膜透析患者尿素清除指数及内生肌酐清除率达标的比例。

②计算公式。

$$腹膜透析患者尿素清除指数达标率 = \frac{腹膜透析患者尿素清除指数达标人数}{腹膜透析患者尿素清除指数评估总人数} \times 100\%$$

$$腹膜透析患者内生肌酐清除率达标率 = \frac{腹膜透析患者内生肌酐清除率达标人数}{腹膜透析患者残余肾功能评估总人数} \times 100\%$$

③意义。腹膜透析患者身心安泰、食欲良好、体重增加、体力恢复、慢性并发症减少或消失，尿毒症毒素充分清除；透析剂量足够或透析剂量满意。目前公认的透析充分性标准为腹膜透析每周尿素清除指数 ≥ 1.7，每周内生肌酐清除率 ≥ 50 L/1.73 m²。一定透析剂量时，患者死亡率和发病率不会增加，再增加透析剂量死亡率和发病率也不会下降，而低于此透析剂量则死亡率和发病率反而增高。应注意即使小分子溶质清除达到最低目标值，如有症状或体征，也应考虑透析不充分。

（3）质控方法。腹膜透析团队应对本中心的患者定期进行随访，提前一周提醒到时间行尿素清除指数及内生肌酐清除率评估的患者到本中心行此检验。检验频率：开始透析6个月内，每月1次；6个月后，每2个月1次。对不达标者要加强管理。

（黎伟）

第二节　腹膜透析处方调整

开始腹膜透析时，首先应根据患者情况（RRF、BSA及临床状态）制订初始透析处方。然后定期（诱导期2～4周，维持期1～3月）评估腹膜平衡试验、透析充分性，根据评估结果调整透析处方，直至实现治疗目标为止（图4-2-1）。根据每个患者的情况制订随访方案及调整治疗方案的闭环。

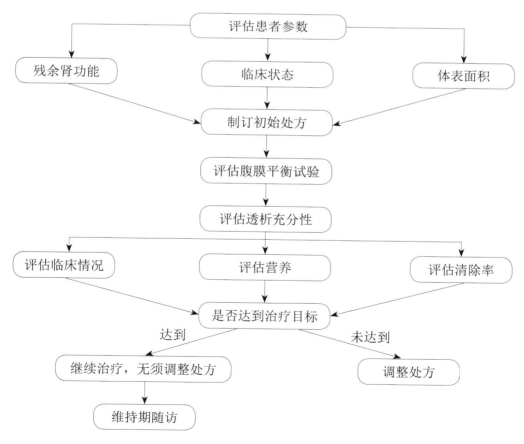

图 4-2-1　腹膜透析处方调整流程

一、初始透析处方的制订

依据患者的临床状态、体表面积及残余肾功能，结合患者实际需要制订透析处方。

（1）临床状态：根据患者的意愿和生活方式确定透析模式（连续非卧床腹膜透析或自动化腹膜透析），根据患者的容量状态决定透析液的葡萄糖浓度。

（2）体表面积与残余肾功能。

①体表面积：一般来说，体表面积大的患者需要较大的透析剂量。

②残余肾功能：残余肾功能较好的患者可考虑从较低的透析剂量开始，或适当缩短透析液的留腹时间。

（3）处方内容。

①透析模式。

A. CAPD 适用于绝大多数患者，推荐应用。

B. APD 适用于要求不影响日间正常生活、提供全自动治疗的患者，如少年儿童、超滤效果差及需要大剂量透析的患者。

C. IPD 仅适用于部分残余肾功能较好的患者、腹膜透析置管术后早期开始透析的患者及超滤效果差的患者。

②透析液的葡萄糖浓度：高浓度透析液（4.25%）对基础内环境及腹膜功能影响大，尽量采用低浓度透析液。

③每次交换量应结合 BSA 和透析液规格决定。

④交换次数、留腹时间及 24 h 透析液总量：根据腹膜功能、临床治疗目标及患者实际操作需要决定。

二、定期监测

监测的内容包括常规的临床状况、营养状况及清除率评估，还有特殊的并发症等，监测时间维持期根据内容一般为 1 ～ 6 个月，调整期（如诱导透析）应缩短至 2 ～ 4 周。

（1）临床状态：尿毒症症状，进食、休息及活动。

（2）营养状态：氮负荷、血红蛋白、电解质（重点为钾和钠，其他指标参考终末期肾脏病常规指南）。

（3）清除率评估：水分及毒素水平。

（4）感染：皮肤、肺、消化道。

（5）疝气及瘘：脐疝、腹疝，胸瘘、腹瘘、肠瘘、膀胱瘘。

（6）导管功能。

三、处方调整

以患者最佳预后和最优生活质量为目标，以透析处方为手段，实现最佳的溶质清除和液体平衡。每周 Kt/V ≥ 1.7 及液体平衡对预后至关重要。结合腹膜转运特性、残余肾功能、患者的临床状态及体表面积调整处方。

（1）腹膜转运特性：腹膜平衡试验（PET）的动态观察并相应调整透析处方。

（2）残余肾功能：定期评估残余肾功能以判断肾脏对溶质和水分的清除状况，指导调整透析处方。

（3）注意透析充分性的临床评估与溶质清除指标不完全一致。调整的方法包括以下方面。

①溶质清除可考虑增加剂量、交换次数和超滤量，延长留腹时间。

②水分清除：限制水盐摄入、祥利尿剂的应用等，评估导管功能、缩短留腹时间、提高透析液浓度、增加交换次数，换用艾考糊精透析液及 APD 治疗。

（王浩宇）

第三节　腹膜透析患者管理

一、腹膜透析患者管理的质控目标

对腹膜透析中心而言，可以集中管理患者，降低掉队率、提高复诊率；对患者而言，可以减少腹膜透析相关并发症的发生、提高对透析方案和药物治疗的依从性、提高腹膜透析治疗的达标率、提高生活质量及延长生命等；同时也可以促进腹膜透析诊疗技术在区内规范化、标准化、同质化。

二、腹膜透析患者管理的质控实施人员

在腹膜透析患者管理过程中，腹透医师负责评估患者的整体情况、行腹膜透析置管术、处理并发症、制订透析处方及掌握用药情况等；腹透护士负责落实处方的执行、操作培训、营养指导

及定期负责患者的随访等；患者在出院前，患者或至少 1 名家属应熟练掌握各项腹膜透析操作及各种并发症的处理，并且考核合格。因此，医护患协作共同参与疾病治疗的全过程，不仅可以调动医护人员工作的积极性、提高工作责任心，进而提高医疗护理效果，还可以让患者的自我价值得到体现。

三、腹膜透析患者管理的质控内容

开展腹膜透析置管术的医院应符合"腹膜透析中心基本标准"，具体见表 4-3-1。同时做好包括定期随访、资料登记、预后评估及持续质量改进等 4 个方面的质控。

表 4-3-1　腹膜透析中心基本标准

检查项目		标准	合格	说明
资质	中心资质	1. 可独立进行腹膜透析治疗 2. 二级以上医院可独立开展置管手术 3. 可行相关的实验室检查，包括腹膜平衡试验		
	腹膜透析医师资质	1. 资格证书和执业证书 2. 执业范围为内科学 3. 受过肾脏病专科培训 4. 有腹膜透析培训合格证		
	腹膜透析护士资质	1. 资格证书和执业证书 2. 腹膜透析培训 3 个月以上，有合格证		
管理	制度要求	1. 具有完善的医院感染控制制度、医院感染监测和报告制度及消毒隔离等制度 2. 有腹膜透析患者诊疗技术规范及操作规程、有腹膜透析病历 3. 有随访记录		
	人员配比符合要求	1. 20 ～ 30 例患者应配备 1 名腹膜透析医师和 1 名专职护士 2. 每增加 50 名患者应增加 1 名护士 3. 每增加 80 名患者应增加 1 名医师		
	专职（专管）腹膜透析护士负责患者随访要求	1. 要求对腹膜透析患者进行 1 ～ 3 个月门诊随访，行肾功能及血常规等检查，评估患者的腹膜功能，更换外接短管等 2. 专管护士每 1 ～ 3 个月对所管患者进行电话随访，将随访内容（身高、体重、腹膜透析方案、实验室检查及用药情况等）记录于随访表上，且录入全国腹膜透析病例信息登记系统		
中心布局	各区域布局要求	1. 办公区：必须配备电脑和网络设备，安装有腹膜透析管理数据库 2. 接诊区：配备血压计、体重秤，实行患者实名制管理，建立腹膜透析患者登记册 3. 培训区：配备电视机或电脑、教学挂图、教具；操作治疗区：恒温箱、弹簧秤、体重秤、挂钟、输液架等 4. 污物处理区：配备盖式污物桶、洗手池；医疗废弃物按有关规定进行分类和处理 5. 有干湿分离的储藏区等		

（一）定期随访

定期随访对患者的透析质量及长期生存有重要意义，故术后应由相对固定、有资质的腹膜透析医师及护士进行定期随访，有条件的医院营养师也可加入随访。

1. 随访内容

对开始有意向腹透至熟练掌握腹透操作的患者进行为期7天的培训，培训的主要形式为讲座、录像演示、现场操作培训等，具体内容见表4-3-2。患者出院前，指导患者及其家属进行操作考试，严格无菌操作，考核过关（80分以上）才能出院。复查时再次进行操作考核，纠正其不正确的操作细节。腹膜透析患者考核内容见表4-3-3。

表 4-3-2　腹膜透析患者 7 日培训内容

日数	培训内容
第1日	告知患者术前和术后注意事项，教会患者"七步洗手法"，正确示范腹膜透析换液操作
第2日	强化对患者的换液操作培训，指导患者记录超滤量及各项透析指标
第3日	告知患者饮食情况，教会患者如何维持液体平衡并使其明白液体平衡的重要性，正确示范测量血压操作
第4日	教会患者出口处的护理方法，并告知患者异常情况与并发症出现的判断与处理，反复强调无菌操作的重要性
第5日	告知患者居家透析的注意事项，包括居家腹膜透析的环境要求、居家腹膜透析的物品准备、腹膜透析液的储存条件、饮食和饮水、良好的个人卫生习惯及锻炼，学会自我测量体重、血压、体温等
第6日	向患者讲解透析产品相关问题及门诊随访注意事项
第7日	所有患者经过培训后进行腹膜透析操作及考核

表 4-3-3　腹膜透析患者考核表

项目		项目总分	内容	分值	考核者
操作前（17分）	个人准备	6	1. 患者自我介绍	1	
			2. 评估环境：腹透室内经清洁消毒	1	
			3. 洗手、戴口罩	4	
	用物齐备	5	输液架、碘伏帽、蓝夹子、洗手液、双联系统	5	
	检查	6	1. 检查物品的有效期	2	
			2. 检查接口拉环、管路、出口塞和透析袋是否完好	2	
			3. 检查透析液：温度、浓度、容量、是否清澈、有效期、有无渗漏	2	

续表

项目		项目总分	内容	分值	考核者
操作步骤（29分）	连接	8	1. 取出身上的导管，确保短管处于关闭状态	2	
			2. 拉开接口拉环	2	
			3. 取下短管的碘伏帽	2	
			4. 迅速将双联系统与短管相连，连接时应将短管口朝下旋拧，外管路与短管完全吻合	2	
	引流	5	1. 悬挂透析液袋，将引流袋放底位	2	
			2. 打开短管旋拧开关，开始引流，观察引流液是否浑浊	2	
			3. 引流完毕后关闭短管	1	
	冲洗	7	1. 将透析液的出口塞折断，折管方法正确	3	
			2. 观察透析液流入引流袋（观察5 s）	2	
			3. 用蓝夹子夹闭短管，夹管方法正确	2	
	灌注	4	1. 打开短管开始灌注	1	
			2. 灌注结束后关闭短管	1	
			3. 取下悬挂的透析液袋	2	
	分离	5	1. 撕开碘伏帽的外包装	1	
			2. 将短管与双联系统分离	2	
			3. 将短管朝下，旋拧碘伏帽盖至完全密合	2	
操作后（14分）	观察	5	1. 透析液有无沉淀、白色纤维块和血块、异常颜色，如有异常，留取标本后才能丢弃	2	
			2. 透析管是否脱出、阻塞或断裂	2	
			3. 有无不适、腹痛、腹膜出血等	1	
	记录	6	1. 称量透析液	2	
			2. 准确填写"腹膜透析记录本"	4	
	污物处理	3	1. 引流液倒入污物池	2	
			2. 两个软袋毁形后弃于黑色塑料袋内	1	
熟练程度（10分）		10	1. 动作轻巧、准确、稳重	3	
			2. 无菌观念强	5	
			3. 注意节力原则	2	
理论掌握情况（30分）		30	1. 腹膜透析原理	10	
			2. 腹膜透析护理的关键注意点	10	
			3. 腹膜炎发生的处理方法	10	
总分		100		100	

2.随访频率

治疗初期，1个月随访1次；治疗稳定后1～3个月随访1次（包括电话随访）；更换外接短管6个月随访1次，之后半年随访1次。

3.随访检测指标及频率（表4-3-4）

表4-3-4 随访检测指标及频率

检测指标	频率
血常规、肝功能、肾功能、血电解质	1～3个月1次
血糖、血脂、糖化血红蛋白（糖尿病患者）	1～3个月1次
血红蛋白、红细胞及网织红细胞计数	1～3个月1次
血清铁、总铁结合力、转铁蛋白、铁蛋白	1～3个月1次
血钙、血磷、钙磷乘积	1～3个月1次
全段甲状旁腺激素	3～6个月1次
白蛋白、前白蛋白	6个月1次
体重指数、SGA评分	6个月1次
高敏C-反应蛋白	3个月1次
血清 β_2 微球蛋白	3～6个月1次
血清四项传染病标志物	12个月1次
心电图、胸片、心脏及血管超声	12个月1次
腹膜平衡试验	开始透析2～4周首次检查；之后每6个月1次
透析充分性评估	每6个月1次
残余肾功能评估（Kt/V、CCr）	开始透析6个月内，每月1次；6个月后每2个月1次

（二）资料登记

及时完善资料的收集对提高中心管理质量和科研分析至关重要。资料收集包括纸质资料和电子档案。每个患者的纸质资料存放于单独的文件夹，且及时登记在全国腹膜透析病例信息登记系统中形成电子档案。资料收集主要包括患者的腹透信息、治疗信息、实验室检查及辅助检查等。

（三）预后评估

应定期对腹膜透析中心质量进行评估，评价指标包括腹膜炎发生率、住院率、患者生存率、技术生存率及腹透透析退出患者的腹膜透析治疗时间等。

（四）持续质量改进

腹膜透析中心质量的提高有利于患者的生存及中心的技术总结等，需要医护人员相互合作，定期对临床出现的问题进行总结并分析原因，进一步提出改进方案。

（李海兰）

第四节　腹膜透析数据上报及监控

腹膜透析是血液净化的重要组成部分，因其安全、有效、简便、易于操作的特点而得到广泛应用。近年来，透析管路、置管方法、透析液配方、透析方法等不断发展，透析患者的管理、教育得到充分认可及重视，腹膜透析治疗质量得到明显改善。

所有开展腹膜透析治疗技术的医院均应及时填报"全国血液净化病例信息登记系统"（CNRDS系统），包括医院信息及患者信息，并定期更新。国家肾脏病质量控制中心每年对填报的信息进行统计、分析，并公布各省（自治区、直辖市）的录入情况及技术质量情况。

全国血液净化病例信息登记系统（网址 http：//www.cnrds.net）网站页面的"登记教学"有该系统功能、使用方法的详细介绍，使用前可先查看。使用过程中遇到问题也可以随时查看培训课件。

（1）用户建立。CNRDS系统用户分为三个等级，由高到低依次为国家级用户（国家肾脏病质控中心）、省（自治区、直辖市）级用户［各省（自治区、直辖市）质控中心］、院级用户（各透析中心）。每一级用户的账户名由上一级别中心建立，比如院级用户的账户名要由省（自治区、直辖市）级血液净化质量控制中心建立。通常情况下，广西区内用户的账户名设为医院全称拼音首字母，初始密码为000000。各中心的账户名及密码建议专人管理。

（2）系统登录。输入网址 http：//www.cnrds.net，选择腹膜透析病例信息登记系统，输入登录账户名和密码，进入首页。

（3）系统要求填报的全部内容、登记频率均自动显示，各中心根据要求进行填报及更新。中心负责人应定期检查数据录入情况，查看本中心的治疗质量分析，并根据结果调整患者的治疗处方或管理措施。

（4）患者信息录入可由专人负责，也可由主管医师或护士录入。新置管患者要求出院后一周内完成档案新建及基线资料录入，常规随访患者最迟 1 个月内完成数据录入。患者因各种原因退出腹膜透析治疗时，应在 1 个月内完善信息系统录入并按要求将患者移出透析队列。

（5）各项资料应逐项、正确填写。必填项若缺填则无法保存。为保证中心的数据真实、完整，便于分析，非必填项建议尽可能完善。对于没有检查的项目，选择"未查"。

（6）系统补录数据的时限是 12 个月，如 2019 年第 4 季度，可以补录的最早数据是 2018 年第 4 季度，2018 年第 3 季度和以前的数据只能查看，不能修改。

（7）院级用户需要关注省（自治区、直辖市）级质控中心的通知，按时完成各种填报工作，配合上级质控中心完成各种调查任务。

（陆世颖）

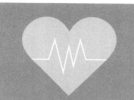

第五章
中医系统透析质控特点

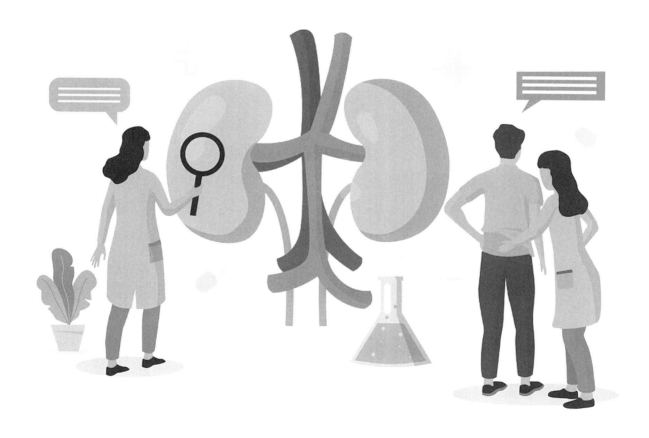

一、人员资质要求

（1）中医或中西医结合专业的执业医师按国家规范要求，在三甲医院进行血液净化培训 3 个月以上或有工作经历，经考核合格后可持证上岗。

（2）血液净化室负责人由具备中级（二级医院）或副高级（三级医院）以上专业技术职称，同时具备血透资质的内科或中医内科、中西医结合内科执业医师担任。

（3）护理人员及技师的资质要求与西医相同。

二、中医系统血透室质控要求

中医系统血透室各项规范规章及质控监测要求与西医系统相同。

三、血透并发症的中医药治疗

（一）常见血透并发症的中医疗法

（1）血透中急性低血压。可辨证使用中成药参附注射液、参麦注射液。

（2）血透间期持续低血压。可辨证使用中药汤剂治疗，中医外治可用艾灸、针灸及耳穴压豆等进行升压治疗。

（3）尿毒症皮肤瘙痒。可辨证使用中药内服或（和）外洗治疗，中医外治可选用穴位针刺或放血疗法。

（4）不安腿。可辨证使用中药汤剂治疗，中医外治可选用艾灸、针灸、烫熨、拔罐等疗法。

（5）失眠。可辨证使用中药汤剂治疗，中医外治可选用拔罐、艾灸、针灸及耳穴压豆等疗法。

（二）血透并发症中医药治疗的质控

（1）应根据患者病情辨证施治，选择相应的中医外治方法。上级医师每月对辨证施治方案进行审核，分析评估理法方药的准确性及疗效，实时调整，以提高疗效。

（2）有水肿或容量负荷的患者，可浓煎药液以减少水分摄入；有高钾血症的患者，慎服中药汤剂。

（3）凝血功能明显异常或穴位局部皮肤破溃感染者慎用针灸疗法。

（三）血管通路并发症的常用中医疗法

（1）内瘘皮下血肿、血管狭窄、血栓形成。可根据病情选择微波或远红外线照射、中药浸泡法、中药外敷法、中药离子导入法等治疗。

（2）促进内瘘成熟。可根据病情选择微波或远红外线照射、中药浸泡法、中药外敷法等治疗。

（四）血管通路并发症中医药治疗的质控

（1）根据病情选用适合的中医外治法，上级医师每月对辨证施治方案进行审核，分析评估所选中医外治法的准确性及疗效，及时调整，以提高疗效。

（2）中医外治法按操作规范实施，使用微波或红外线治疗时注意照射距离，避免烫伤。

（3）局部皮肤破溃感染者慎用浸泡法、外敷法治疗。

（蒙兰芬、史伟）